よくわかる高齢者の認知症とうつ病

正しい理解と適切なケア

Hasegawa Kazuo
長谷川和夫
Hasegawa Hiroshi
長谷川洋

中央法規

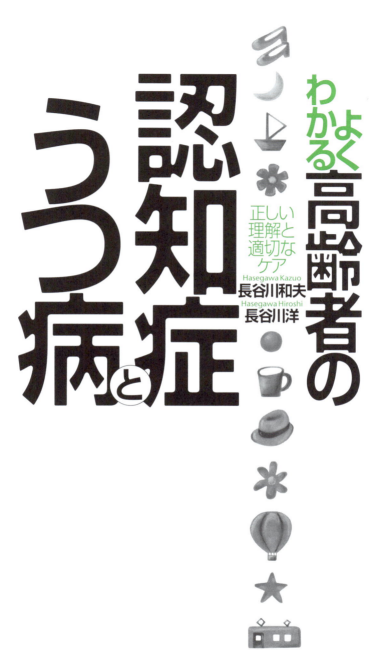

まえがき

東京都杉並区にある社会福祉法人浴風会において、親子で認知症とうつ病について講演をしたことがありました。両者とも高齢者に多くみられる疾患ですが、これが契機となって本書がうまれました。

認知症（最も多いのはアルツハイマー型認知症ですが）は、長期にわたる経過をもち、次第に進行していくという特徴があります。暮らしの中で不便、苦しみ、悲しみ、悩みなどを体験する当事者、そしてご本人の多様な症状、ことに興奮、ひきこもり、うつ気分、徘徊などの行動心理症状（ＢＰＳＤ）に対応をせまられる家族介護者。彼らを支える適切な薬物療法、介護職との連携など、さまざまな課題を当事者の方と一緒に考えながら、暮らしの旅を支えていきます。

一方、情動の障害が中心であるうつ病も高齢者におこりやすい疾患ですが、抗うつ薬療法を個別的に施行していくと効果があり、この点では認知症の一方的な進行性とはまったく異なります。ただし注意すべきこととして、自殺を試みようとする可能性があることが重要な課題です。

また、うつ病は認知症をおこす危険因子の1つであること、認知症の当事者がうつ状態をおこすこと、また介護する家族も長期間の介護のため慢性疲労になり、うつ病を招くなど、うつ病と認知症はとても密接な関係にあります。

本書はこのような課題にしっかり向き合って、適切な、そして早期診断と対応につながる希望を抱いて親子協同で書き上げました。是非ご一読をたまわり、ご指導をいただきたくお願い申し上げる次第であります。

本書の原稿を書かせていいただいているなかで、自分自身の診療を振り返り、たくさんの反省と、改めて日々、患者さんやご家族に多くのことを教えていただきながら、治療に参加させていただいている現実を感じました。

認知症、うつ病の診断と治療は、患者さんやご家族をはじめ、周囲の支えてくださる方々とご本人の生活環境や経済状況をともに考え、悩み、決断していくことが大切で、本書がともに喜べるきっかけになれたら嬉しく思います。

長谷川和夫・長谷川洋

よくわかる高齢者の認知症とうつ病

正しい理解と適切なケア

もくじ

まえがき ii

第1章

認知症ってどんな病気? 001

病気を正しく理解し、心に寄り添うケアをしよう

第2章

うつ病ってどんな病気？　099

病気の特徴を知り、適切なサポートを学ぼう

第3章

認知症とうつ病の関係と併せ持った方への支援・169

違いや対応のコツを知り、適切にケアしよう

第4章

認知症とうつ病の知りたいことQ&A 189

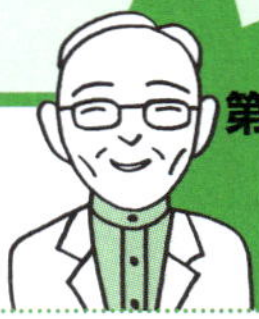

第1章

認知症ってどんな病気？

病気を正しく理解し、
心に寄り添うケアをしよう

1 認知症とは

1 脳は日常生活を導く司令塔

私たちが毎日の暮らしの中で何気なく行っていることは、すべて脳―神経系が担当しています。脳―神経系は外からのさまざまな情報や自分の身体の中からおこってくる状態を含めて、すべてをコントロールして、情報を発信したり、調整をとったりしながら、とどこおりなく活動をすすめています。一種の情報処理をしている司令塔が脳―神経系といってよいでしょう。たとえば、朝、眠りから覚めてベッドから起きあがることも、筋肉の動きを支配する脳の働きです。朝食の仕度をしながら家族と話をしたり、テレビの天気予報を見ながらコーヒーを飲んだりといった、同時に違った種類の動作ができるのも脳―神経系の働きです。

2 脳―神経系の仕組み

人間の脳の仕組み

人の脳―神経系は大脳、小脳、そして脳幹（中脳、橋、延髄）から構成されています。大脳は視覚、聴覚などの感覚をつかさどり、言語活動（言葉のやり取り）、思考、理解、判断および創造などの知性を生み出す働きをしています。小脳は、運動をコントロールし、脳幹は意識、呼吸、体温調節などの生命の維持に必要な機能を担っています。

大脳の役割

大脳は脳の最も大きな部分です。左右対称の形をしていて、左側は左半球とよばれ、言語、計算などの論理的な思考をつかさどり、右側は右半球と呼ばれ芸術や情緒などの感覚的な機能をもっています。左右の半球は脳梁《のうりょう》とよばれる神経線維の太い束で連絡されています。

大脳は前頭葉、頭頂葉、側頭葉、後頭葉の4つの部分に区別されていて、それぞれの部分が独自の機能をもっています［**図表1**］。神経細胞は大脳の表面に分布していて灰白質といわれ

図表1●大脳［左半球］の部位とその役割

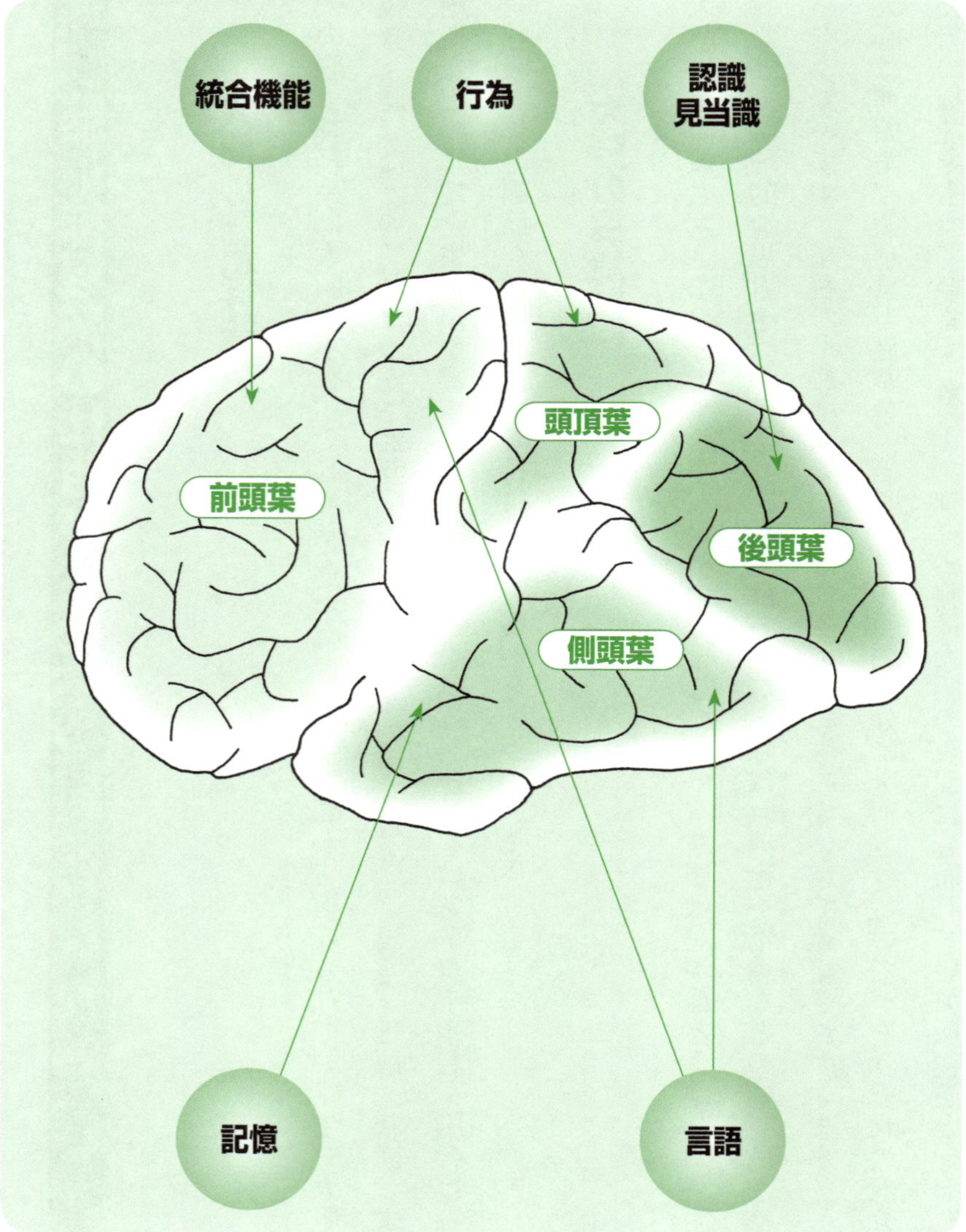

ます。神経線維は灰白質にかこまれていて白質とよばれます。

額のすぐ後ろにある前頭葉は4つの脳葉のうちで最も大きく、思考、意志、決断、予測、創造など、高度の認知機能をつかさどっています。前頭葉が障害を受けると、思考力や判断力が失われ、計画を立てて遂行することや状況の変化に対応することが困難になります。

頭頂葉は大脳の後部寄りにあって、視覚や聴覚および触覚などでキャッチした情報を集めて統合する感覚の中枢です。また、道具を使ったり洋服を着るなどの作業や操作の機能を担当しています。頭頂葉に障害を受けると料理をつくったり着衣ができなくなります。また、目は見えているのに字が読めない、あるいは手の運動障害はないのに字が書けなくなったりします。

側頭葉はこめかみ近くにあります。記憶は側頭葉の内側面にある海馬が担当していますがこの部分が障害を受けるともの忘れがひどくなり、少し前に体験した出来事をすっかり忘れてしまいます。また、左の側頭葉の後部には感覚性の言語中枢があります。

後頭葉は大脳の後部にあって視覚の中枢です。目で見たものは何かを認識する働きがあります。後頭葉が障害をうけると他の視覚の器官が正常であっても盲目になってしまいます。

神経細胞の役割

脳──神経系を構成しているのは神経細胞です。140億ともいわれる神経細胞はネットワークを形成して情報を伝達していることになります。このように神経細胞のネットワークは脳の部位によって分業され、そして統合されて機能を果たしているのです。具体的に認知機能の1つである「言葉のやりとり」という情報処理の例を目でみてみましょう〔図表2〕。耳から聞きとった情報は側頭葉の後部にある言語中枢2(感覚性言語中枢)に達し、これが側頭葉海馬に蓄積されている知識や情報と照合されます。さらに前頭葉の統合判断を経て、前頭葉後部の言語中枢1(運動性言語中枢)に達して、話すという動作になります。こうした情報の分析、処理そして発信という一連の情報処理が瞬時に行われることになります。

この言語中枢2が障害を受けると、言葉を聞いても理解できず、外国語を聞いているような状態になります。言語中枢1が障害されると言葉が出てきません。何と言ってよいのかわからないということになります。これが失語症です。また、記憶の中枢である海馬が障害を受けると、やはり一連の情報処理ができませんから正しい答えを発信することができなくなります。

図表2●認知機能のモデル

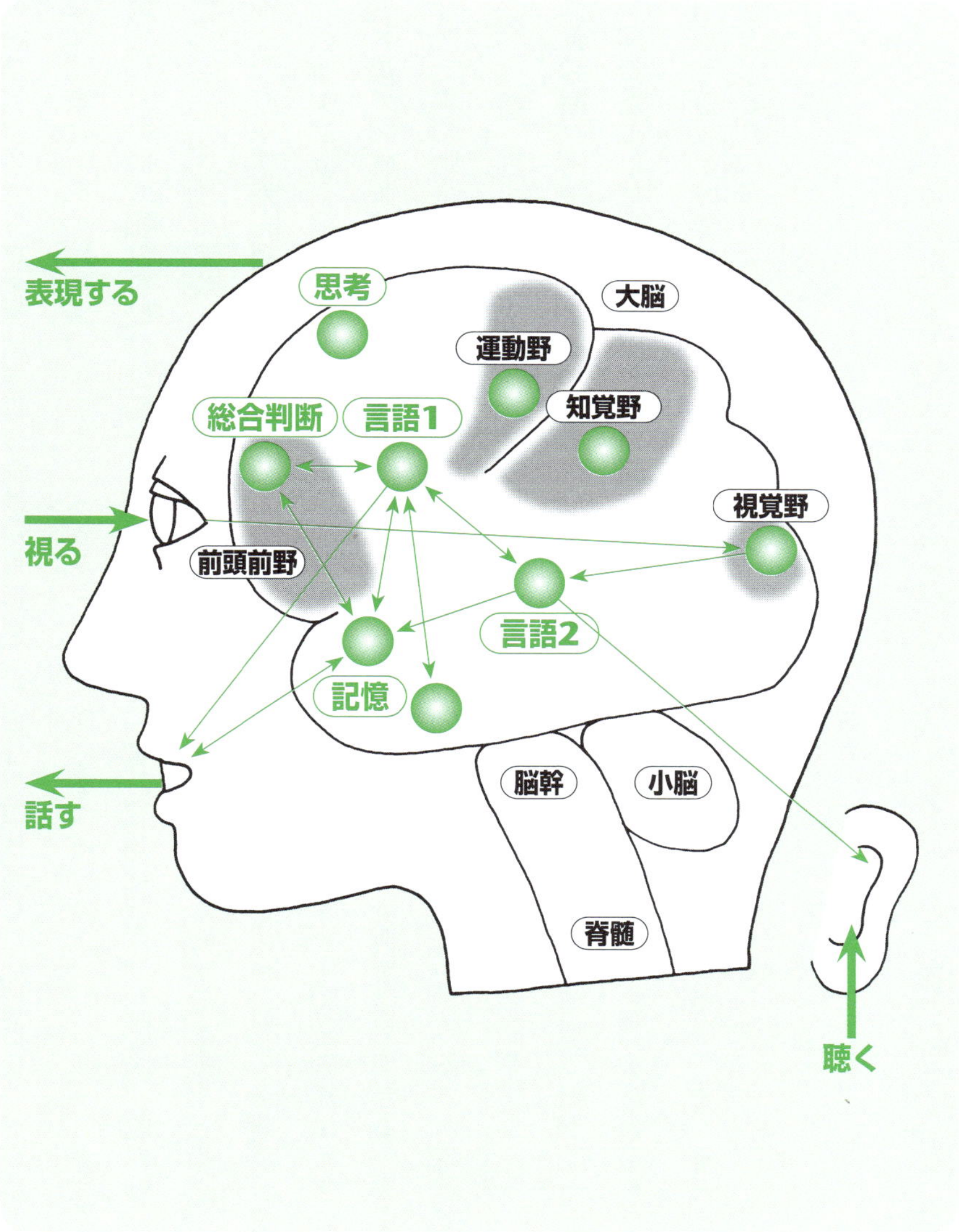

神経細胞のネットワークに障害を受けた時には、その部位に相当した症状となって表現されます。また、その障害の原因をおこす疾病によっても多様です。たとえば、交通事故で広い範囲にわたって損傷を受けた場合には、外傷後遺症による認知症をおこします。脳血管障害(脳梗塞や脳出血)の場合には、神経細胞のネットワークは、血液から充分な酸素と栄養がこなくなりますから運動麻痺や言葉のもつれなどと共に認知障害が後遺症として表現されます。適切な治療や早期のリハビリテーションが必要です。アルツハイマー型認知症は、アミロイドβタンパクという異常な物質が徐々に脳に蓄積されネットワークを壊してしまいます。進行性です。側頭葉の海馬から始まりますので、もの忘れが最初におこってくるのが特徴です。

画像診断などが進歩して脳のどの部分に、どんな病変がどの程度おこっているかが明らかになってきました。脳の形態やその部位の働きが解明されてはいますが、まだまだわからない未知の部分が大きいとされています。こうした学問を脳科学といいますが、今後の進歩が期待されます。

3 認知症のもの忘れの特徴

前述したとおり、認知機能を担っているのは脳の神経細胞のネットワークです。認知症とは、成年期以降に記憶、言語、知覚および思考に関する脳の機能低下がおこり、日常生活に支障をきたした状態です。認知症は正常な老化の一部ではありません。第2節で述べる種々の原因疾患［23ページ］があります。

認知症の危険因子は加齢

認知症の発症の危険要因は加齢です。高齢者について5歳毎の年齢段階別に認知症の出現率を調べました。すると65〜69歳では2・9%ですが、次の5年の70〜74歳では4・1%となり、95歳以上になると79・5%になると推定されます。要するに高齢初期では認知症の人は約2〜4%ですが後期高齢者では約20%となり、95歳以上では10人のうち約8人が認知症ということになります［図表3］。認知症の有病率は加齢に従って直線的に増えるのではなくて、むしろ対数曲線的に増加します。これは日本だけではなく、欧米諸国でも共通してみられる特徴的な所見とされています。

図表3● 年齢別にみた認知症高齢者の割合

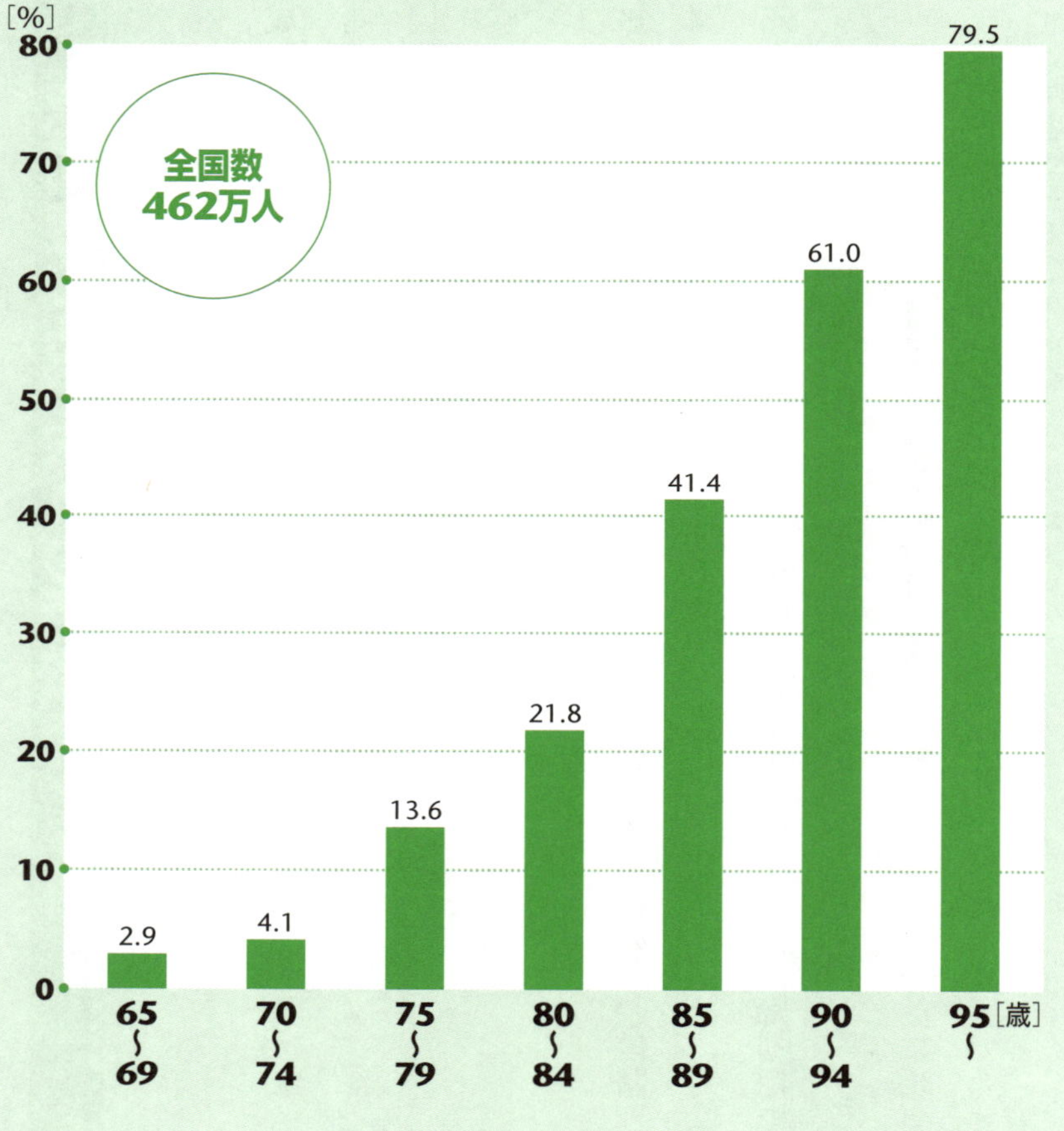

出典:厚生労働省研究班推計[2013年]

認知症は脳器質性要因がある

認知症は多くの場合、脳神経細胞が形態学的な障害を受けたときにおこります。たとえば、神経細胞やネットワークは情報処理機能を維持して私たちの行動や思考判断等をコントロールし、日々の暮らしを支えていますが、担当している神経細胞が外傷、感染症、血管障害、萎縮性過程などになり、機能だけではなく構造や形態が損なわれ、欠損状態になる、これが脳器質性病変といわれます。

脳器質病変のために急におこる脳外傷等を除くと、認知症の症状は一過性ではなく、慢性の経過をとります。一昨日から始まったということではなく、少なくとも6カ月以上の経過をもつことが通常です。

ただし認知症の程度と器質性病変の拡がりは必ずしも並行しない場合があります。器質性病変を基におこる認知症は神経組織の欠損による脱落症状の他に随伴する多様な機能障害のために修飾され、拡大している場合があります。経過をみていると、この機能性部分が快復していくことがあります。このことは現在、認知症は決して治らないという非可逆性の考え方を否定しています。

認知症による記憶低下とは

高齢者の認知症では記憶低下、つまりもの忘れが初期におこります。このため年のせいでおこる通常の〝もの忘れ〟と考えられて、初期の発見が遅れてしまいます。そこで認知症の記憶低下の特徴について知っていただきたいと思います。認知症の記憶低下には、次の3点があります。

1●エピソード記憶の障害

認知症のもの忘れは体験や出来事全体を忘れることが特徴です［図表4］。これをエピソード記憶の障害といいます。

健常者のもの忘れの場合には、出来事の一部分を忘れるだけです。ところが認知症の人のもの忘れでは、自分の体験したこと、出来事のすべてを忘れます。

たとえば、昼食を数人の友人ととった直後、ある友人の名前を思い出せないというのが健常者のもの忘れです。ところが、認知症の人では、昼食をとったこと自体をすっかり忘れてしまいます。

したがって、健常者のもの忘れでは現在の体験は常に過去からの延長線上にあっ

図表4●通常のもの忘れと認知症の違い

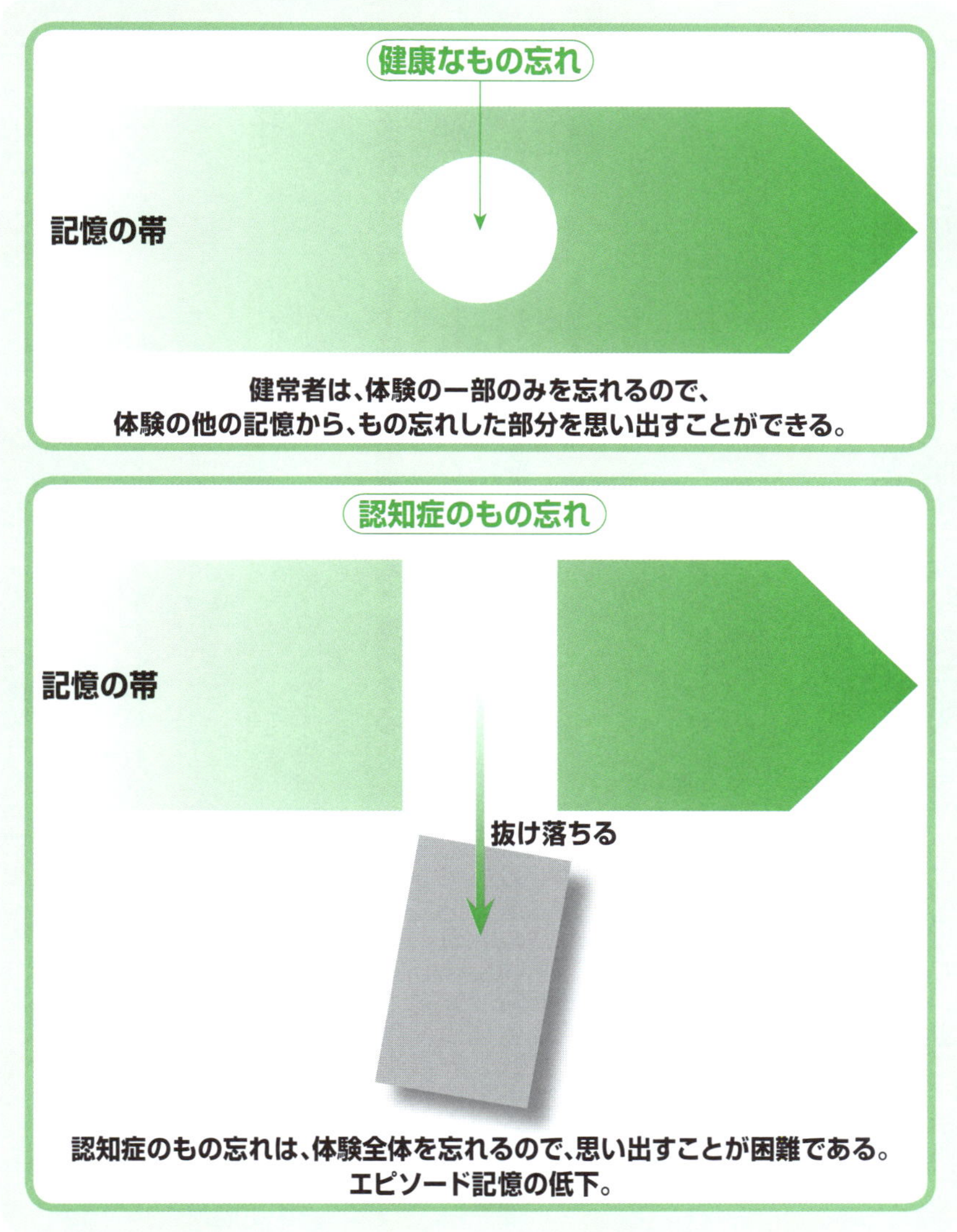

て未来へと続くわけですが、認知症の人の体験は直ちにすっかり忘れ去られるので、過去から現在、そして未来へと続く線の体験は少なくなって、その時その時の「現在」という「点」があることになります。心の生活が、線ではなくて不連続な点になることは不安な気分を招きやすく、そのため日常生活に支障を及ぼすことになります。

2●認知症の記憶低下は、認知機能障害へと進行する

健常者のもの忘れでは、ひどくなったといっても、もの忘れの頻度が増えたというだけであり、いつももの忘れにとどまっていて、それ以上の判断力低下などへ進行することはありません。

しかし、認知症のもの忘れでは、もの忘れにとどまらず、簡単な暗算ができなくなったり、判断力が低下したり、自分のいる場所がわからなくなったりする(失見当)など認知機能のさまざまな障害へと進行していきます。

3●記憶低下を自覚することが困難になる

健常者のもの忘れでは、自分のもの忘れに気がつき、自覚していることが特徴で

す。これに対して認知症の場合には、自分のもの忘れに気がつきません。さらに、自覚することが困難になります。

4 MCI［軽度認知障害］と認知症予防

MCI［軽度認知障害］とは

年をとると誰でも「もの忘れ」が多くなり、新しいことを学習する能力や判断力が鈍りがちになります。その落ち方は高齢になるにつれて少しずつすすむことも以前からわかっていました。ところが、その落ち方が正常の範囲を越えている人たちがいることがわかってきました。従来、「年のせい」として見逃されてきた高齢者の知能の落ち方を追跡調査した結果、新しい事実がわかってきたのです。

2001年、米国メイヨークリニックのピーターソンらが正常老化と認知症の間に、認知症へすすむ境界グループのあることを提唱し、これを軽度認知障害(Mild Cognitive Impairment)の頭文字をとってMCIと名付けました。

認知症は突然、正常老化の状態から発症するのではなく、いつとはなしに正常老化から外れて進行します。ＭＣＩの時期は、もの忘れや理解力の落ちがあっても日常生活は普通にできます。そのため、周りの人も「年のせい」と考えて、あまり気にかけないことが多いのです。ピーターソンらはＭＣＩをみつけるために、次のような診断基準を提唱しています[1]。

1. 記憶低下の愁訴がある
2. 日常生活に支障はない
3. 全般的な認知機能は正常
4. 年齢に比して記憶力の低下がある（標準化された記憶検査で確認される）
5. 認知症は認めない
6. ＣＤＲのスコアが０・５

ＭＣＩの人が65歳以上の高齢者の中にどのくらいいるかというと、約３～10％といわれています。また、正常老化とみなされている人たちの中で認知症に移行する割合は年間約２％くらいですが、ＭＣＩとされる人たちの中から認知症に移行する割合は年間約10％と考えられています。そして５年後には約50％が認知症に移行するという報告もあります。

ＭＣＩは特にアルツハイマー型認知症で顕著にみられます。薬物療法などもＭＣＩの状態から始めることが効果をあげるといわれています。また、予防についても早期から始めることがすすめられていることからも、MCIについての、より正確な評価法や診断手段の開発が期待されています。

認知症は予防できるか

認知症の多くは加齢によって発症の頻度が増えてきます。ことにアルツハイマー型認知症では、年をとることが1番大きな危険因子とされています。したがって、認知症の予防は一生涯、認知症にならないということではなくて、認知症になる時期をいかにして遅らせることができるかということになると考えます。

血管性認知症の原因は脳血管障害です。脳梗塞、脳出血、くも膜下出血などによっておこります。これらの疾患の危険因子として高血圧、脂質異常症、糖尿病、そして運動不足、高カロリー食、過剰な食塩摂取、喫煙などの生活習慣があげられます。

アルツハイマー型認知症の危険因子としては高年齢、認知症の家族歴、ダウン症候群、脳外傷、甲状腺機能低下、低学歴、うつ病などがあげられています。また、生活習慣として、喫煙、運動不足、メタボリック症候群や知的活動の少ないことなども発症を早めるといわれています。

認知症の予防は、危険因子を取り除く努力、そして緩和因子を生活の中で取り組んでいくことです［**図表5**］。私たちができる認知症の3つの予防法について述べます。

1●食生活の見直し

和食がおすすめです。ただし塩分は高血圧をきたしやすいので控え目にします。原則ですが1日10g以下にしたいものです。食塩10gは大さじ2／3くらいにあたります。味噌汁、漬物、佃煮、ハム、蒲鉾などの食品に含まれる塩分も含めて10g以下に抑えることを目指します。

脂肪は私たちにとって重要なエネルギー源ですが、とりすぎは血中のコレステロールを増やし、動脈硬化を助長します。脂っこい食事を続けないことです。ことに牛、豚などは人間よりも体温が高いために肉やバターなどに含まれる脂肪は人間の血中で固まりやすいといわれています。逆に魚は水の中で生活しているので、魚肉に含まれる脂肪は低温でも固まらないようにできています。要は脂っこい食事を続けないことです。時には200gのビーフステーキも結構ですが、普通は1食約20～30gくらいが適当です。ビーフカレー1皿分くらいです。

魚介類、海藻、緑黄色野菜などからミネラルやビタミンをとることも大切です。

図表5●認知症の危険因子と緩和因子

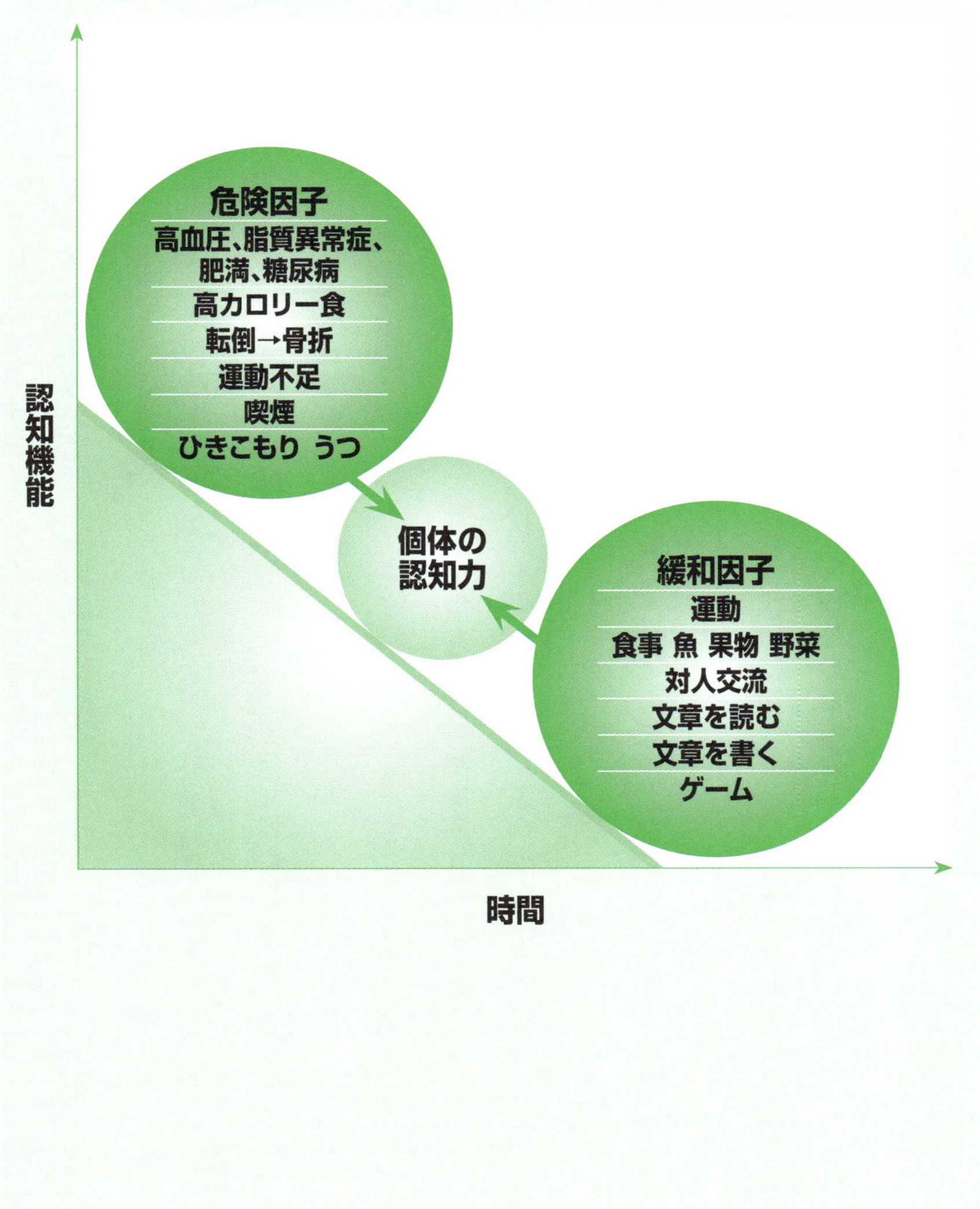
認知機能
危険因子
高血圧、脂質異常症、肥満、糖尿病
高カロリー食
転倒→骨折
運動不足
喫煙
ひきこもり うつ
個体の認知力
緩和因子
運動
食事 魚 果物 野菜
対人交流
文章を読む
文章を書く
ゲーム
時間

そして禁煙と節酒です。１９９８年のロッテルダム地域調査（６８７０人対象）ではタバコを吸っている人は吸わない人に比べるとアルツハイマー病にかかる度合いは２・３倍と報告されました。

飲酒については深酒の習慣はアルコール中毒を招き、やがてアルコール性認知症をきたします。しかし、適量の飲酒はまったく飲まない場合よりも認知症の発症を少なくするといわれています。

2●適度に運動をすること、そして転倒に気をつけ体調を崩さないこと

手軽にできる適度な運動や体操をすすめます。ぶらぶら歩きではなくて、歩幅を１・５倍にし、踵《かかと》から先に地面につけて両手を振ってさっそうと歩く習慣をもちましょう。足や腰の筋力の低下は転びやすくします。転倒して骨折し、寝たきりになると、認知症をおこすきっかけになります。

そして、身体全体の健康を良好な状態に保つことが、認知症の予防につながります。たとえば、風邪やインフルエンザなどで体調を崩した時でも、なるべく寝たきりの期間を短くする工夫が必要です。

3● 頭を働かせる習慣をもつ

脳の神経細胞は、年をとってからも発達するといわれます。減った神経細胞を増やすことは困難ですが、残っている神経細胞の枝葉を豊富にすることはできます。それには頭を使う習慣がよいのです。読むことも大切ですが、最もよいのは書くことです。特に日記をつけることは、1日の終わりに振り返って記憶を辿《たど》りますから、頭の体操のようなことになります。俳句や和歌などを詠《よ》んでみること、絵を描くなどの趣味をもつのもよいと思います。考えをまとめて表現することが、とてもよいのです。

頭を使う生活習慣を長く保っていると、神経細胞の数が多くなり、できあがった脳内のネットワークがしっかり根付いてくると考えられます。認知症予備力の貯金が増えてきて、同じアルツハイマー病の病態が入ってきても、予備力の少ない人に比較して、認知症状を示さないで過ごすことができるという事実が調査で確認されています。

2 どうして認知症になるの？

認知症をおこす原因疾患は、およそ70におよぶといわれます。脳内疾患が頻度としては多いのですが、内分泌・代謝病、中毒性疾患などの全身性疾患によってもおこることがありま す。頻度として多いものは、アルツハイマー型認知症で認知症原因疾患の50～60％、次いで脳血管性認知症の30％、レビー小体症の10％と続きます。

1 アルツハイマー型認知症

アルツハイマー型認知症は、アルツハイマー病ともいわれています。高齢期における認知症原因疾患の50～60％を占めています。

およそ100年前、1901年11月25日、アウグステ・ディータという51歳の女性がドイツ、フランクフルトの病院に入院しました。担当医は精神科医のアロイス・アルツハイマー

図表6●認知症の原因になる主な病気

原因疾患	診断名
脳血管障害	脳出血、脳梗塞、ビンスワンガー病
退行変性疾患	アルツハイマー型認知症、レビー小体型認知症、前頭側頭型認知症（ピック病）、ハンチントン舞踏症
内分泌・代謝性疾患	甲状腺機能低下症、ビタミンB12欠乏症、サイアミン欠乏症、肝性脳症、透析脳症、肺性脳症、低酸素症
中毒性疾患	各種薬物、金属、有機化合物などの中毒、アルコール中毒
感染症疾患	クロイツフェルト＝ヤコブ病、各種脳炎ならびに髄膜炎、進行麻痺、エイズ
腫瘍性疾患	脳腫瘍、転移性腫瘍
外傷性疾患	頭部外傷後遺症、慢性硬膜下血腫
その他	正常圧水頭症、多発性硬化症、ベーチェット病

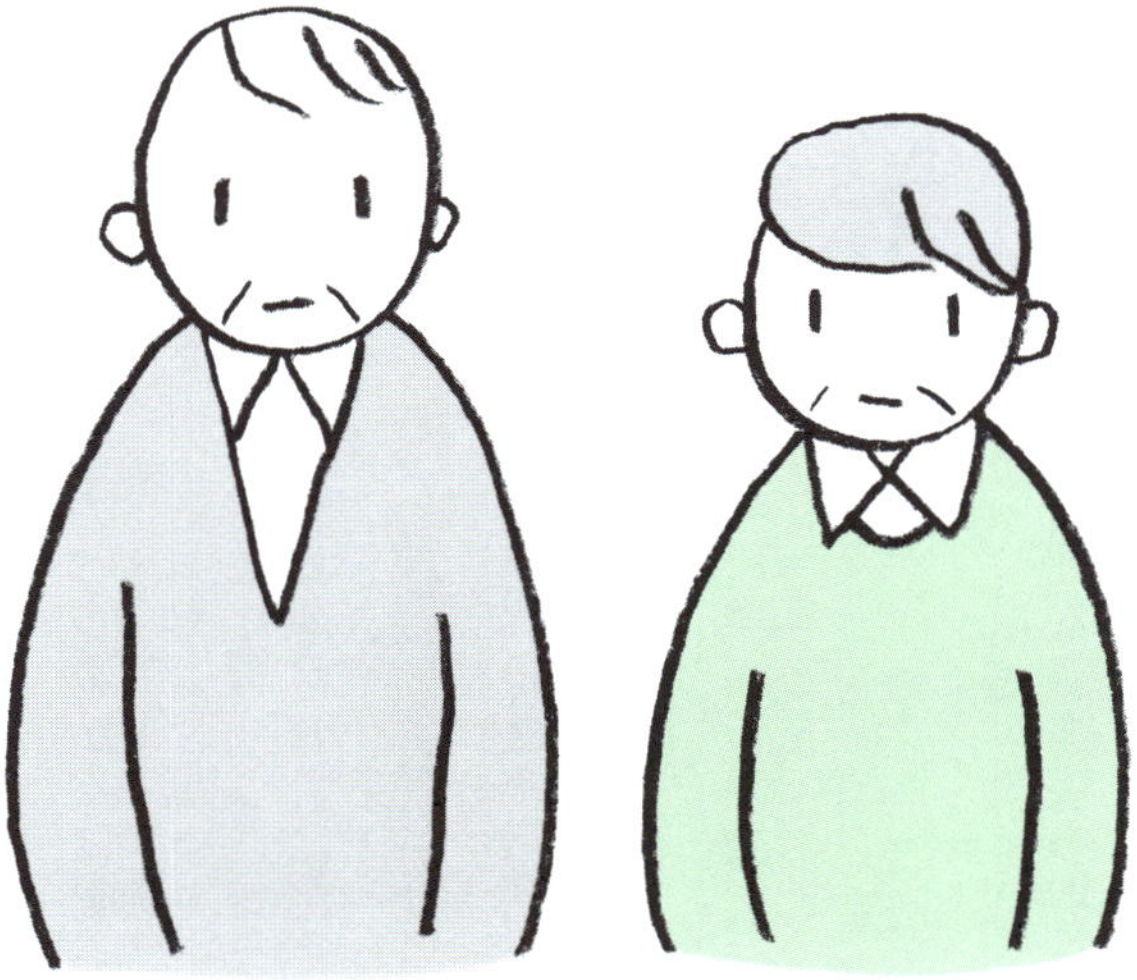

でした。

この女性は、夫が近所の婦人と歩いていたところ、突然2人に暴力をふるいました。夫が浮気をしていたと思いこむ嫉妬妄想です。もの忘れがひどく、お金の計算もできない。そして、アパートの居室をイライラして目的もなく歩きまわり、近所のお宅のベルを次々に鳴らしたり、落ち着きがなくなった状態のために来院したのでした。

5年後には病状は進行し、寝たきり状態になり、肺炎のために1906年4月8日に亡くなりました。剖検の所見は著しい脳の萎縮があり、顕微鏡所見として、脳神経細胞の脱落、シミ状にみえる老人斑や神経原線維変化とよばれる繊維状の塊がありました。同様の所見をもつ認知症が報告され、最初の報告医の名前をとってアルツハイマー型認知症と呼ばれるようになりました。

どのようにして発症するのか――病態について

その後、神経科学の進歩により、老人斑はアミロイドβタンパクと呼ばれる繊維状の物質であって、これが神経毒性を発揮して神経細胞の働きを損なっていくことがわかりました。さらに神経細胞内にもタウタンパクが異常にリン酸化され、この蓄積が神経原線維変化として残存し、神経細胞は死滅します。またβタンパクは、アミロイド前駆体タンパクから酵素

図表7●アルツハイマー病の発生機序

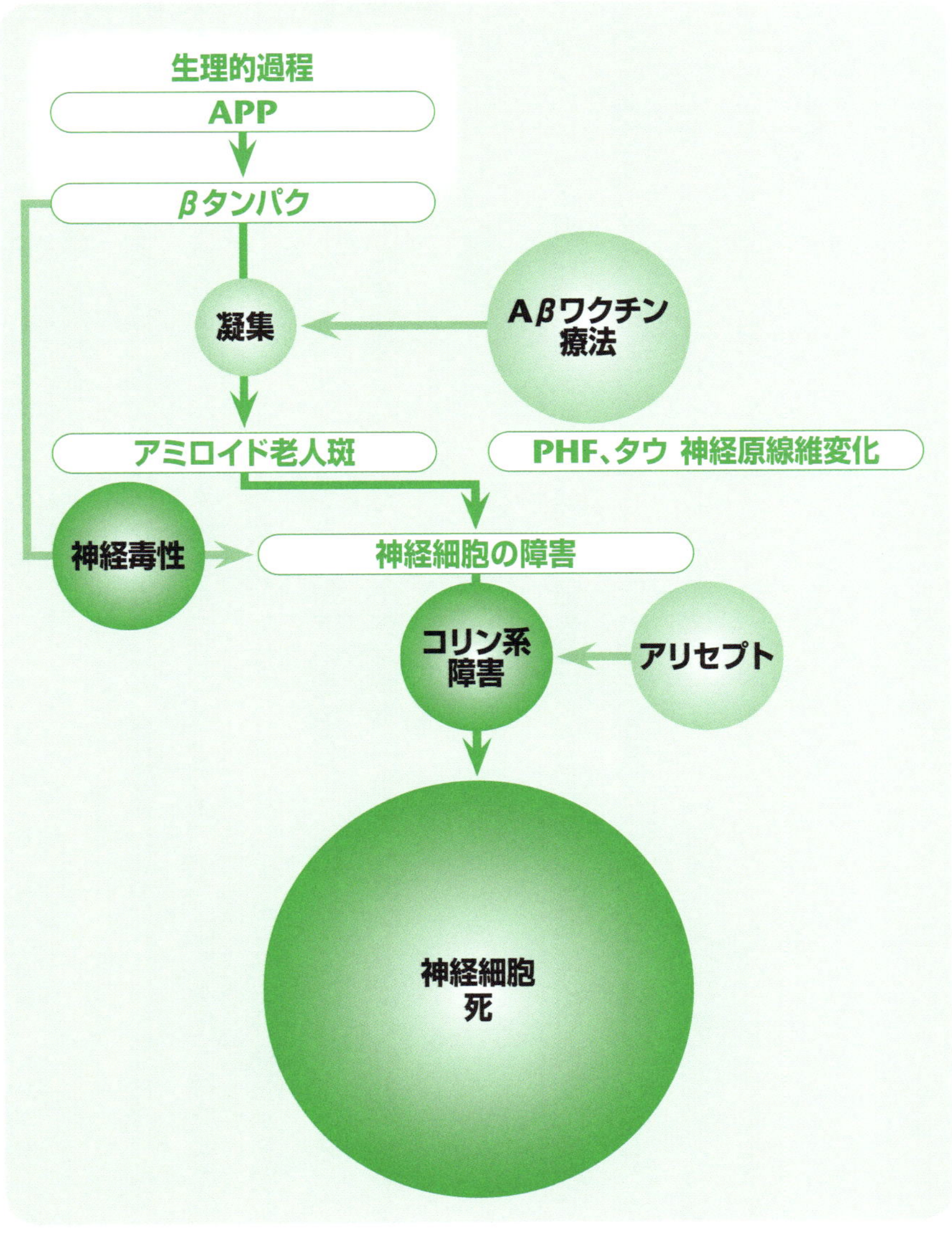

系によって切り出されて出現することも判明しました。これらの一連の発症についての仕組みがアミロイド仮説と呼ばれるものです［図表7］。

ところで、神経細胞の連結部にはシナプスと呼ばれる空隙がつくられていて、神経伝達物質がこのシナプスで情報を伝えます。アセチルコリンはその1つで、記憶を担う神経系の役目を果たしています。アルツハイマー型認知症では、これに関係するコリン神経系が初期から障害されます。そこでアセチルコリンを分解する酵素の働きを抑制する、コリンエステラーゼ阻害作用をもつ薬が開発されました。ドネペジル塩酸塩（アリセプト）はその1つです。

症状と経過

アルツハイマー型認知症の主症状と経過を**図表8**に示しました。縦軸に認知機能、横軸に時間の経過を示します。通常の高齢者のもの忘れから始まって、脳病変が進行するにしたがって、認知機能は軽度、中等度、そして高度へと低下していきます。記憶の低下だけでは認知症とはいえませんが、言葉のやりとりの障害、理解力や判断力などが低下してくると認知症になります。

図表8●アルツハイマー型認知症の経過

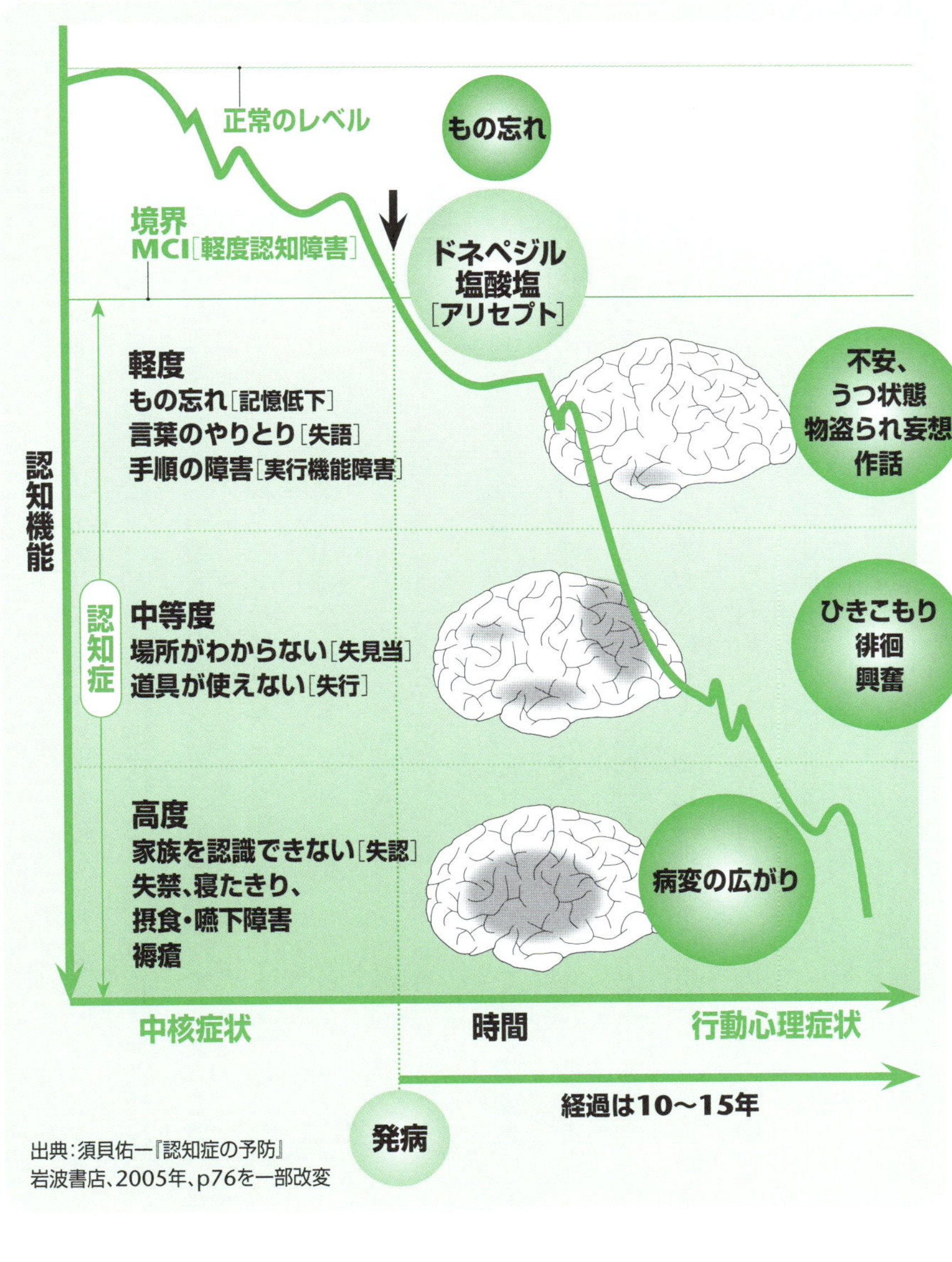

出典:須貝佑一『認知症の予防』
岩波書店、2005年、p76を一部改変

1 記憶障害

特徴的な記憶障害として、自分の体験した出来事全体を忘れるというエピソード記憶の障害があります［12ページ］。たとえば、結婚式で会った人の名前を忘れるような部分的なもの忘れではなく、結婚式に出席したこと全体を忘れてしまいます。毎日の暮らしの中では、何回も同じことを繰り返してたずねたりします。このために、日常生活に支障をきたすことになります。

2 実行機能障害

アルツハイマー型認知症になると、物事を理解して適切な判断をする力が低下します。ことに初期の頃から、手順を踏んで一連の作業をすることができなくなります。これを実行機能の障害といいます。たとえば料理をつくることができなくなります。食材を揃えて、適当な形や大きさにして、次に調理器を使用して、一定時間煮たり、焼いたりした後に、適当な味付けをして盛り付ける、この一連の手順を含む作業が途中でわからなくなって中断してしまいます。

3●コミュニケーションなどの障害

言葉を理解すること、そして適切な言葉で表現していくことができなくなります(失語)。また、文章を読むことができない(失読)、あるいは文書を書くことができなくなります(失書)。病気の進行に伴って、計算ができない(失算)、電化製品が使えないなど、道具が使えない(失行)、物事を正しく認識できない(失認)といったことがおこります。

4●見当識の障害[失見当]

今日の日付、季節あるいは時間的な事柄についての認識(時間の見当識)が障害されます。ついで、今いる場所がどこであるのかの認識(場所の見当識)が障害されます。そのために、外出して道に迷うことになります。さらに、親しい人がだれであるかの認識(人物の見当識)が損なわれます。アルツハイマー型認知症では、時間の見当識、ついで場所、そして人物の失見当と加わっていきます。この順序はほぼ一定です。

5●人格の保持

認知障害が高度になっても人との応対は保たれ、周りの事柄に対して普通に関わろうとする態度、いわゆる取り繕う応対が特徴です。記憶低下が著しく、財産管理もまったくできないのに、にこやかに対応し、通常の挨拶の言葉を交わします。

6●行動心理症状［Behavioral and Psychological Symptoms of Dementia：BPSD］

認知機能が低下してくると日常生活において行動の異常や心理症状がおこってくることがあります。これらをまとめて行動心理症状といっています。英語の頭文字《かしら》をとってＢＰＳＤとよんでいます［80ページ］。

図表8の左側に中核症状、右側に心理行動症状を示しました。初期の頃は記憶低下があって、体験する情報がすぐに消えてしまうために周りについていけない感覚、そして何か大切なことを忘れているのではないかという不安を絶えずもつことになります。あるいは落ち込んで、うつ状態になります。

また、もの盗られ妄想がみられます。たとえば物をしまったことを忘れて、誰かに盗られたと思いこみ、周りの介護者に疑いをかけて責め立てます。その他、興奮、攻撃行動、幻覚、妄想、せん妄状態などがみられます。このような行動障害の多くは、認知障害をもった人が暮らしの中で何とか適応しようとして間違った行動になってしまうことが多いとされています。私たちには、認知症の方が私たちとは異なった体験をしていることを受け入れて対応していくことが求められます。

7●経過の特徴

発症はいつとはなしに潜行性におこり、進行も一般にゆっくりです。経過は平均8年といわれていますが、10～20年と広い幅があります。

経過の中で**図表8**にも、軽度のところで経過曲線が平坦になっている部分がありります。これは進行が一時ストップした状態です。適応薬ドネペジル塩酸塩の作用には進行抑制があげられます。ご本人に安心感を与えるようなケアも同じような作用があるでしょう。こうした安定した状態をなるべく軽度の時期に長く保持することが対応の目標になります。

神経症状として、筋緊張亢進、筋強剛、歩行失調、時に痙攣発作を伴うことがあります。末期には、発語はなくなり、寝たきり状態、便失禁、嚥下障害などになります。死亡の原因は肺炎等の感染症や心不全によることが多くみられます。

アルツハイマー型認知症は長い経過をもっています。介護する家族は1人でかかえこまないで、周囲からの援助を求めて下さい。市民の1人ひとりが支え合うことに努める、認知症になってもだいじょうぶな町づくりが大切です。ことに、医療と介護の専門職の緊密な連携をとっていく地域ケアの仕組みがつくられていることが重要です。

2 血管性認知症

脳の血管障害が原因でおこる認知症を血管性認知症といいます。頻度はアルツハイマー型認知症についで認知症の原因疾患の第2位を占めています。高齢社会にあって、その治療と予防は重要な課題です。

血管性認知症は、アルツハイマー型認知症に比べると、病態、症状、経過等が多様なことが特徴です。介護にあたっても、障害された脳の部位によって病状は異なってきますので、症状に応じた適切な対応が必要です。

どのようにして発症するのか——病態について

血管性認知症は、そのおこり方によって2つのタイプがあります［**図表9**］。

1 階段状に低下するタイプ［脳卒中後遺症のタイプ］

脳出血《のうしゅっけつ》（脳の血管が破れておこる）と脳梗塞《のうこうそく》（脳の血管がつまっておこる）は、脳《のう》卒中《そっちゅう》ともいわれます。いずれも急におこります。その後遺症としておこる認知症です。片麻痺や言語障害などを伴います。

広範な出血型あるいは梗塞型は、多くは卒中発作後、3か月以内に認知症がおこります。病変が大きい場合には、卒中直後から認知症になることもあります。

多発する梗塞型は、大脳深部に多発する脳梗塞が認知症をおこすものです。多発梗塞認知症ともいわれます。

2 緩徐に低下するタイプ

ビンスワンガー病ともよばれます。脳の表面、皮質には神経細胞の本体がネットワークをつくっています。大脳深部にはこのネットワークの枝が連絡線維となって集まっています。ここには、大脳皮質を潤《うるお》した後の動脈血が流れていて、酸素や栄養を補給しています。動脈硬化がすすみ、さらに著しい血圧低下のために脳の血流量が低下すると、動脈血の酸素を皮質で使い切ってしまって、大脳深部には酸素の

図表9●血管性認知症のタイプと経過

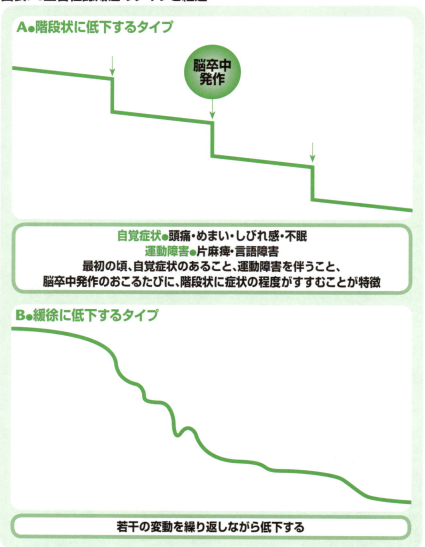

A●階段状に低下するタイプ

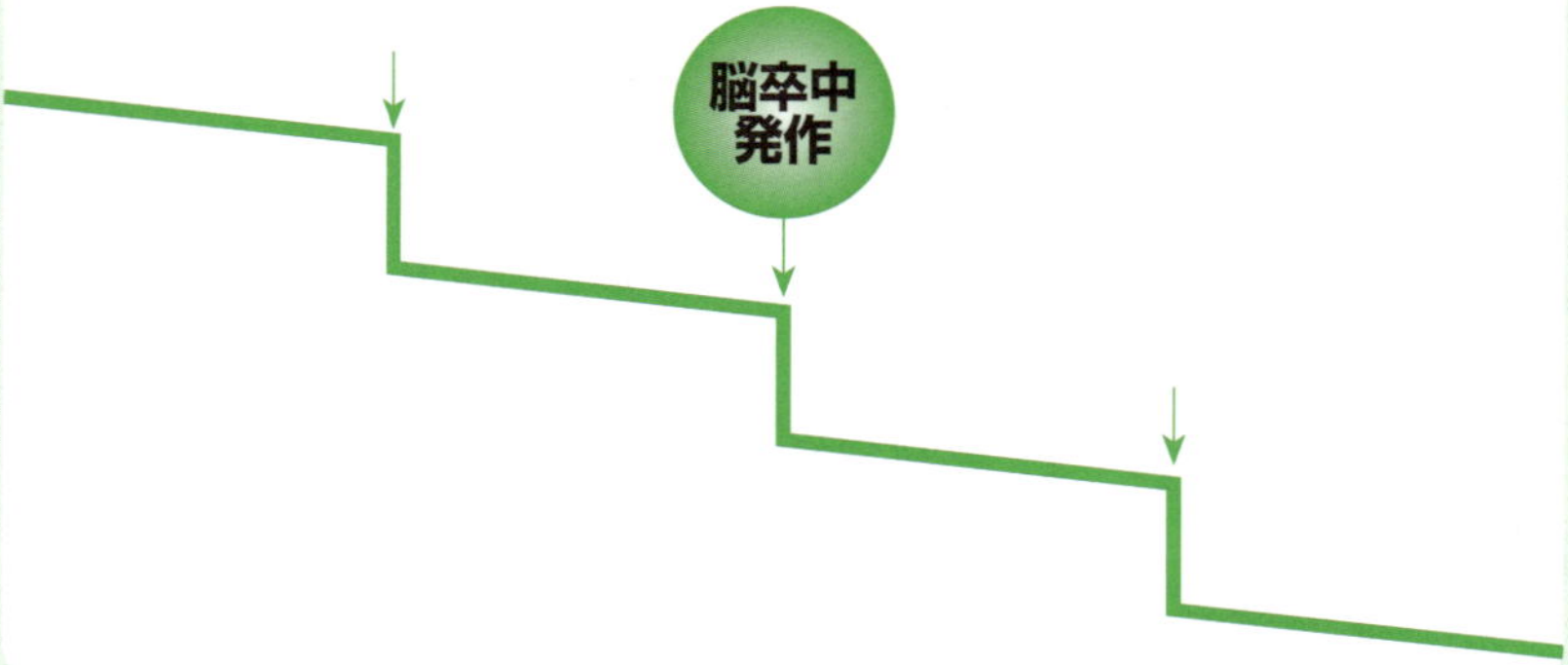

自覚症状●頭痛・めまい・しびれ感・不眠
運動障害●片麻痺・言語障害
最初の頃、自覚症状のあること、運動障害を伴うこと、
脳卒中発作のおこるたびに、階段状に症状の程度がすすむことが特徴

B●緩徐に低下するタイプ

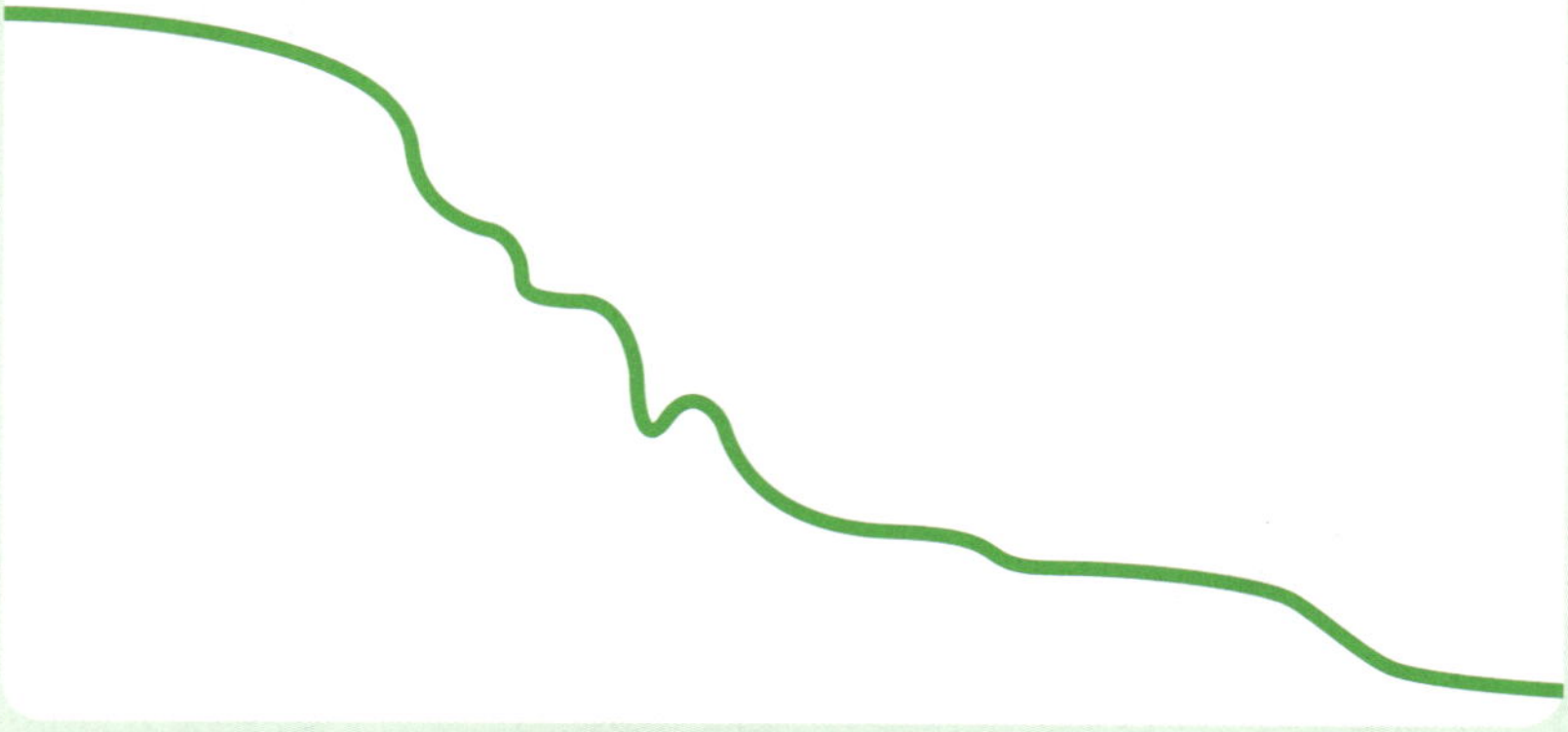

若干の変動を繰り返しながら低下する

少ない動脈血が流れ、このために脳の各部を連絡する通り道が損傷されて認知症がおこってくるのです。

特徴的な症状と経過

1●まだら状の認知症

血管性認知症は、障害された脳の部位によって症状が異なるために、ある能力は低下しているのに別の能力は正常の働きを保っているというように、まだら状に低下します。たとえば、記憶低下がひどくても計算力や判断力はほぼ保たれているといったことが特徴です。

2●身体的日常動作の障害を伴っている

血管性認知症は、早期からADL(身体的日常動作)の障害をもっています。歩行障害(小刻み歩行、転びやすい、片麻痺)、手足の筋力低下、構音障害(呂律《ろれつ》がまわりにくい)、排尿障害(頻尿、尿失禁等)です。

3●特徴的な行動心理病状を伴うことがある

自発性の低下、意欲がなくなる、やる気が出ない、何もしない状態、これらは前頭葉機能の低下によります。抑うつ状態、落ち込んだ気分、淋しい、つまらない、感情をコントロールできない、些細なことで泣いたり怒ったりします(感情失禁ともいわれます)。

経過は**図表9**の**A**に示すように、階段状に低下する脳卒中後遺症のタイプと、**B**のように緩徐に低下していくタイプがあります。**A**では脳卒中がおこるたびにストン、ストンと階段を降りていくように認知症は進行していきます。**B**では大脳深部に血流が低下していく状態が徐々に進行していきますので、いつとはなしにおこり、よくなったり悪くなったり、と変動しながら次第に認知機能が低下していきます。ビンスワンガー症のタイプです。

血管性認知症のケア

血管性認知症では、アルツハイマー型認知症に比べると早期から歩行障害や失禁など、ADLの低下がおこります。誤嚥性肺炎や窒息、転倒、骨折、火傷、浴室での溺水などの事故防止に努めます。ことに認知症があると、身体に異常を感じても自覚症状として訴えることが少なくなります。言語数が少なくなったり、元気がない、食欲がない、いつもは朝起きてくるのに顔を見せないなどが、肺炎等の感染症の初期徴候であったりしますので注意しましょう。

血管性認知症では、認知症とともにADL低下による介護負担が大きいので、介護者の疲労やストレスの軽減が大切です。介護者が燃え尽き、うつ病になることがしばしばみられます。1人で抱えこまないように、複数でチームをつくってケアをすすめましょう。余裕をもって明るいムードで接することも大切です。

3 その他の認知症

その他の代表的な原因疾患にレビー小体型認知症や前頭側頭型認知症（ピック病）があります。これらの認知症には、いくつかの共通点があります。第1に、両者とも65歳以上の高齢期よりも64歳以下に発症することが多いことです。若年性認知症の代表的な原因疾患といえます。第2に、両者とも中核症状よりも行動心理症状（BPSD）が著明におこります。しかも、行動心理症状が心理環境要因の関わりよりも脳因性がより強く関与していることです。第3に、両者とも本態は不明なところがあって、根本治療薬もまだありません。

レビー小体型認知症 Dementia with Lewy Body［DLB］

頭文字をとってＤＬＢと略されますが、本症はパーキンソン病と関連のある疾患です。症状は次の通りです。

1● 小刻み歩行、よろけたり転んだりする
2● 首周りや手足の筋肉がこわばってしまう
3● 認知機能の低下
4● 意識レベルの変動がある
5● 幻視体験、実体のない事物が見える など

筋肉がかたくなって歩行障害などをおこすパーキンソン症状、意識のレベルが変動し易い認知症、そして幻視がおこってきます。α-シヌクレインというタンパクが神経細胞の中にレビー小体という塊をつくって沈着するのが本態です。覚醒レベルが変動しやすく、昼間にもかかわらず傾眠状態になったり、注意力が低下します。特徴的な症状として、ありありとした幻視体験があります。ＰＥＴ《ペット》やＳＰＥＣＴ《スペクト》といった画像検査で後頭葉の血流代謝の低下

がみられます。

かなり前からドネペジル塩酸塩が認知症に効果があると報告されていましたが、2014年9月よりレビー小体型認知症への健康保険の適用が認められています。症状に応じて抗パーキンソン薬や向精神薬が用いられます。ケアに関しては転倒の防止が大切です。症状は緩徐に進行し、全経過は6~8年とされています。

前頭側頭型認知症[ピック病]

本症は脳の前頭葉と側頭葉に萎縮をきたします。認知症の行動心理症状が著明です。特徴的な症状は次の通りです。

1. 認知機能の低下(記憶障害など)は初期にはみられない
2. 自発性の低下、そして無関心
3. 抑制がきかない(我慢できない、暴力行為)
4. 反社会的な行動(万引き、窃盗など)
5. 常同行動(無意味な、単純な動作をくりかえす)
6. 感情の変化 など

Pick《ピック》球（神経細胞間封入体）が脳組織にみられます。本態はまだ明らかではありません。興奮状態等に対しては、対症的な向精神薬療法に限定されます。ケアに当たっては、静かで刺激の少ない環境が第1の条件です。本人の意思に反して行動を抑えようとすると興奮したり、暴力行為をおこします。担当のスタッフを一定にして、ケアの場や活動のメニューを支障のない限り固定化してみましょう。初期の頃は記憶低下は少ないので、なじみの環境をつくり、簡単な作業から徐々に複雑な作業へと慣らしていくのがよいとされています。

クロイツフェルト・ヤコブ病 Creutzfeldt-Jakob Disease〔CJD〕

プリオンと呼ばれるタンパク性の感染粒子によっておこる認知症です。脳に特徴的な海綿状変化とよばれる、神経組織の著しい損傷をきたします。孤発性にもおこります。60歳代を中心に発症し、かなり急速に進行します。ミオクローヌス（筋肉の急速な痙攣）、運動障害、身体のバランスがとれない小脳症状、そして認知症などをきたして数か月以内に無言無動の状態になります。診断がなされてから約9～10か月でターミナルを迎えます。硬膜移植後に発症する感染性のものが注目を集めています。治療法はなく、対処療法が主体となります。

4 治療可能な認知症

認知症は多くの身体疾患に伴っておこってきます。これらは原因の基礎疾患を治療することによって軽快、あるいは快復します。たとえば、頭部外傷後遺症、慢性硬膜下血腫、正常圧水頭症、甲状腺機能低下症、ビタミンB_{12}欠乏症、肝性脳症、アルコール依存症、進行麻痺、脳炎、脳腫瘍、CO中毒後遺症等です。代表的なものとして慢性硬膜下血腫の例をあげましょう。

●Tさんは73歳の男性です。自宅の階段から足を踏み外して転倒し、後頭部を打ってしまいました。強い頭痛を訴えたので救急病院でCTを撮った結果、異常なしということで一安心しました。

しばらく通常の生活をしていましたが、約2か月もたつと、ふらつくことが多くなり、もの忘れがひどく、人が変わったようにだらしなくなりました。嘱託医のすすめで専門病院を受診しCTを撮ったところ、慢性硬膜下血腫がみつかりました。すぐに簡単な手術が行われ、血腫を取り除くことができて快復しました。

頭部外傷直後は異常所見がなくても、その後に脳を覆っている硬膜の小血管が傷ついて少しずつ出血がおこり、**図表10**に示したようにそれがたまって、形成された血腫が脳を圧迫して認知症になるのです。早期に発見して除去すれば認知症は快復します。しかし6か月以上放置すると快復は困難になりますので早期治療が大切です。

5 若年性認知症

若年性認知症の特徴

若年性認知症とは、65歳未満で発症した認知症をいいます。その数は約3万8000人と推定されています[2]。

女性より男性に多く、有病率の男女比は、57・9人：36・7人です。原因疾患は血管性認知症が最も多く、ついでアルツハイマー型認知症、レビー小体型認知症、頭部外傷性認知症、アルコール性認知症そして前頭側頭型認知症（ピック病）など多様であるのも特徴です。

そして発症から診断がつくまでにかかる時間は高齢者よりも長く、場合によってはいくつ

図表10●画像診断 慢性硬膜下血腫

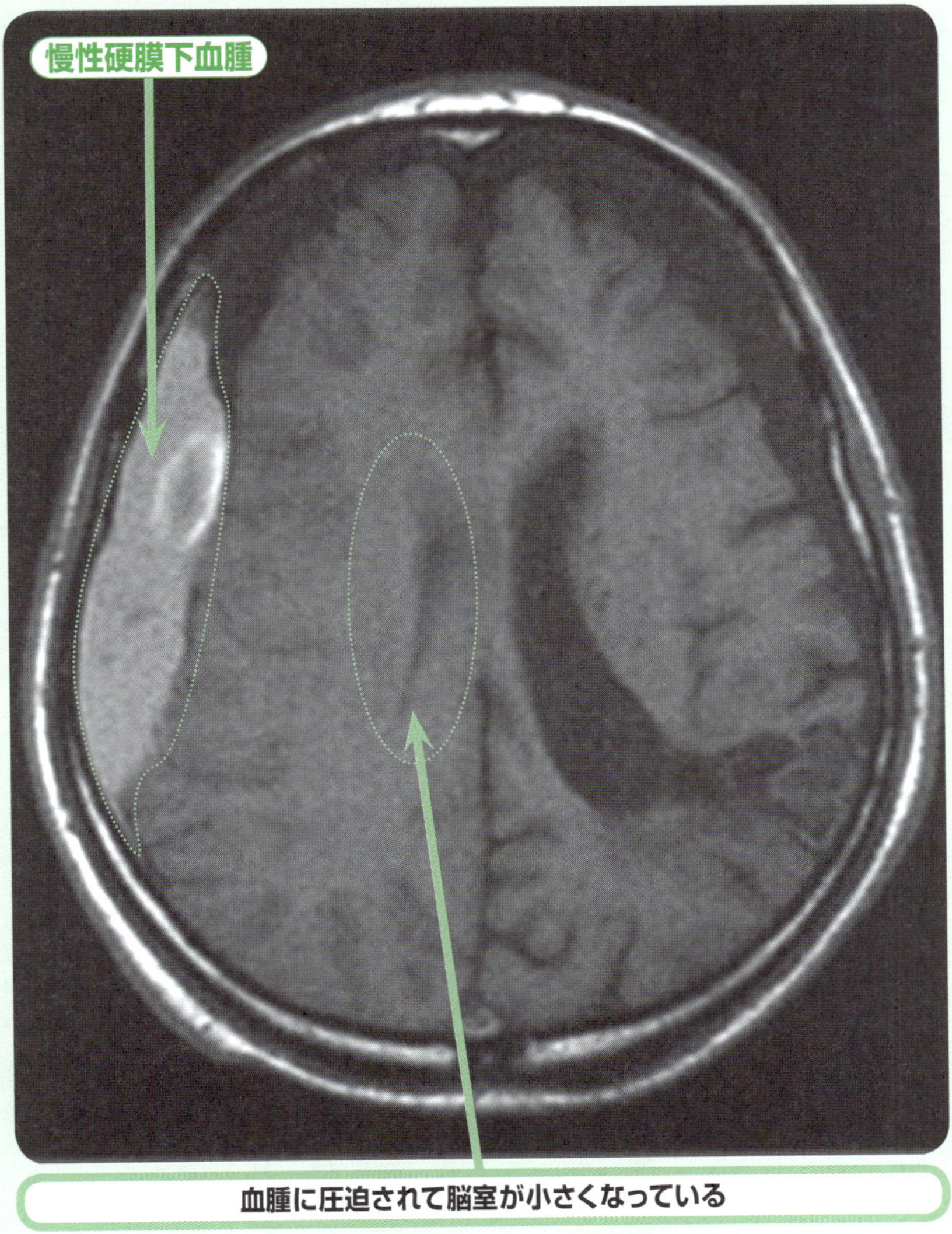

かの医療機関を経てやっと診断される例もあります。ご本人やその家族もこの年齢で認知症がおこり得るという認識をしていない場合があります。医療関係者の間でも未だ十分に知られているとはいえません。

若年性認知症の特徴の1つとして、進行の早いものがあると指摘されています。症状については、高齢期の認知症と本質的には変わりませんが、アルツハイマー型認知症の中核症状では、空間失見当がより明確にみられます。自室やトイレの位置、あるいはベッドの位置がわからない、診察が終わっても出口がどこにあるのかわからなくなって室内をウロウロされる方もいます。他の認知機能はそれほど低下していないのに、不相応に著しい見当識障害がみられることがあります。

また、神経内科症状として、筋緊張亢進、筋強剛、歩行障害などがみられます。

行動心理症状においては、高齢期では「夜間せん妄」「不潔行為」「自他の区別困難」「幻覚・妄想」が多くみられるのに対して、若年性では「徘徊」「興奮」「意識低下」が多くみられます。

治療には、進行を緩やかにするドネペジル塩酸塩などが用いられます。行動心理症状については、環境の調整や適切な介護が必要です。また、症状に適合する向精神薬が使われています。

若年性認知症の課題

若年性認知症の当事者は働き盛りの現役世代です。病気のために仕事に支障をきたして解雇されるなど、経済的に困難な状態に直面します。配偶者が介護する場合も、介護者自身も仕事が十分にできなくなり、身体的にも精神的にも大きな負担を強いられることになります。また、子どもが成人していない場合には、親の病気が与える心理的影響が大きく、教育、就職、結婚などの人生設計が変わることがあるでしょう。さらに、当事者や配偶者の親の介護が重なることもあり、介護の負担が大きくなります。

また高齢者が認知症になった場合には、身体の老化が表面にみられるので、認知機能の低下は周囲の人に理解され受け入れられやすいのですが、若年性認知症では、外見的には働き盛りの年齢にあることから、周りの人から奇異にみられることがあります。ご本人も家族も、このような周りからのストレスに耐えていかなくてはならないことも若年性認知症の特徴といえます。

このように、若年性認知症は社会的にも大きな課題ですが、企業や医療介護の現場でもまだ認識が不足しています。私たちにできることは、まず1人ひとりがこの病気の存在を知り、理解を深めることです。支援については、各地に若年性認知症の当事者や家族を中心にした組織（家族会）やサポートセンターなどもつくられていますので、そちらに相談してもよいかもしれません。

全国若年認知症家族会・支援者連絡協議会　事務局
〒160-0022東京都新宿区新宿1-25-3エクセルコート新宿302
NPO若年認知症サポートセンター内
電話03-5919-4186　FAX03-5568-1956

6 認知症とよく似た病気――せん妄

認知症ではないのに、認知機能が損なわれる状態があります。これがせん妄とうつ病です。

認知症は、認知機能の障害です。せん妄は意識障害が本態で、認知機能の低下は一過性です。そして生命の危機につながる重い身体病によることがありますので、早急の適切な対応が必要です。

また、うつ病は感情障害が本態で、抗うつ薬療法で軽快しますが、自殺のおそれがあります。うつ病については第2章で詳しく述べますのでここではふれません。

せん妄とは

●Aさんは82歳の女性で、特別養護老人ホームに入居しています。夜の11時頃、突然部屋から大声を出して飛び出してきました。「黒い服を着た男が私の部屋にいるの」とおびえています。そして「助けて」と叫びます。当直をしていたMさんは、以前にも同じような方を介護していました。誰もいないことを確認して、これは幻覚を伴った〝せん妄〟だろうと判断しました。そしてAさんの肩を抱くようにして、「大丈夫よ。私が一緒にいるから、しばらくこちらでお茶でも飲みましょう」とケアステーションに誘い、お話を聴くことにしました。

これが〝せん妄〟といわれる例です。せん妄は意識障害が本態にあります。意識がはっきりして正常の時には、注意力、理解、記憶、言葉のやりとりなどの認知機能に支障はありませんが、意識レベルが低下すると認知機能も低下して認知症と同じような状態になります。せん妄は意識レベルが低下した寝ぼけに似た状態で、興奮して大声で騒いだり、幻覚（多くは幻視。実在しないものが見える）を伴います。要するに、軽度の意識障害と興奮と幻覚が合わさってせん妄となるのです。

認知症の人はせん妄をおこすことが多いのですが、認知症がなくても身体疾患があるとせん妄がおこります。脳血管障害、心不全、感染症、糖尿病、アルコール中毒、脱水症などでおこります。しかし、最も多い原因として眠剤や向精神薬の過剰投与があります。朝になっても眠気が強く残っていたり、昼間も長く眠ってしまう状態は好ましくないサインです。医師と相談して服薬を中止するか、あるいは服用量を減らしてください。

また、興奮して大騒ぎする多動状態とは逆に、言動が少なくなりひきこもり状態になるタイプのせん妄もあります。普段とは違った状態が急におこり、茫然《ぼうぜん》として呼びかけにも応じなかった場合には、せん妄の疑いがあります。

せん妄への対応

対応の基本は、本人の安全を確保することです。脳内の一過性におこる障害と考えられますので、まず穏やかな気分になって〝大丈夫ですよ〟といった対応をしてみましょう。施設に入居している場合は、他の入居者の迷惑にならないように勤務室などに連れていって、手を握ってあげたり、背中や腕をさするといった対応をしてみることで、落ち着きを取り戻すことが多いといわれています。スキンシップによって安心感が伝わって落ち着きを取り戻すのでしょう。頑固なせん妄が繰り返される時には、薬物による鎮静を試みる手段があります。

また原因となる身体病が背景にありますから、その診断と治療も大切です。

高齢者のケアにあたっては、せん妄に早く気がつくことが本人の安全にかかわる大切なことです。普段から本人の身体の状態や行動を、暮らしのパートナーとしてしっかり把握していることが大切です。

認知症とせん妄の相違点

認知症と異なるところは、急におこること、たとえば昨日から周りの状況を理解しなかったり、名前を呼んでもはっきり返事が返ってこない、言っていることに辻つまの合わないところがあったりします。そして、その認知障害が1日のうちでも変わりやすく、朝のうちはせん妄があったのに、午後になるとはっきりしてきて、また夕方になるとおかしくなるといった状態です。**図表11**に認知症とせん妄の比較を示します。

図表11●認知症とせん妄との比較

	認知症	せん妄
発症の仕方	緩徐 ゆっくり	急におこる
症状の持続	長期にわたる	短時日が多い
動揺性	少ない 固定的	1日のうちでも動揺する
病識	初期には自覚している	欠如していることが多い
注意力	簡単な質問なら注意・集中ができるので答えられる 日中の変化は少ない	簡単な質問にも注意・集中できない。 1日のうちでも変わりやすい
治療の可能性	困難	多くは原因疾患があり、治療可能のことが多い

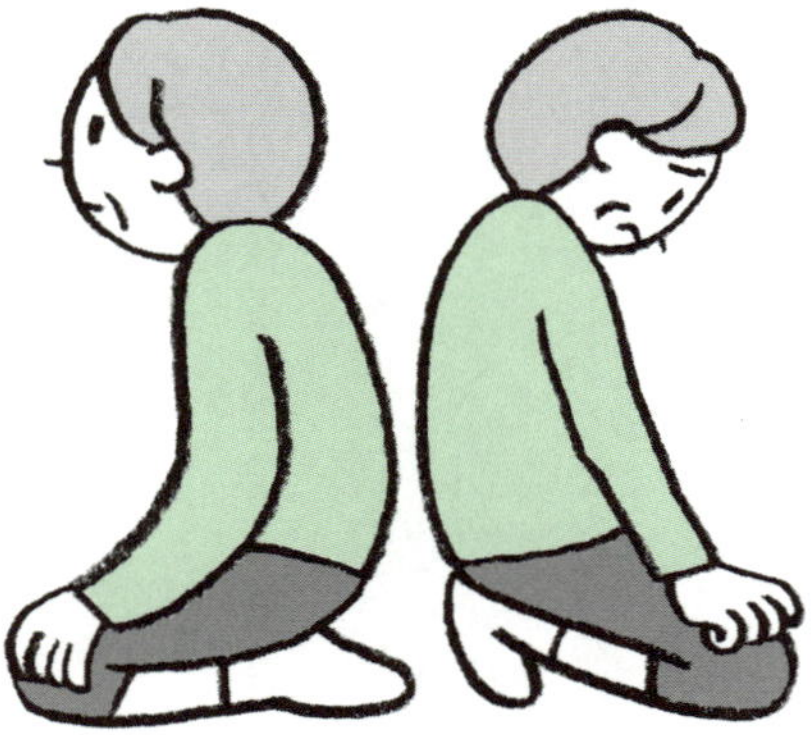

3 認知症の診断と治療

1 診断の流れ

診断の流れには、２つの段階があります［図表12］。第１は、認知症か否かの診断です。主にかかりつけ医が行います。第２は、認知症の原因疾患の診断です。主に専門医によって行われます。このように、かかりつけ医と専門医との緊密な連携が必要です。

認知症か否かの診断には、問診（精神診査）、心理テスト等による認知機能の評価。そして日常生活の支障の有無や程度を家族などから聞き取ります［図表13］。この場合、正常範囲である健忘、せん妄およびうつ状態と鑑別します。

図表12●認知症の診断の流れ

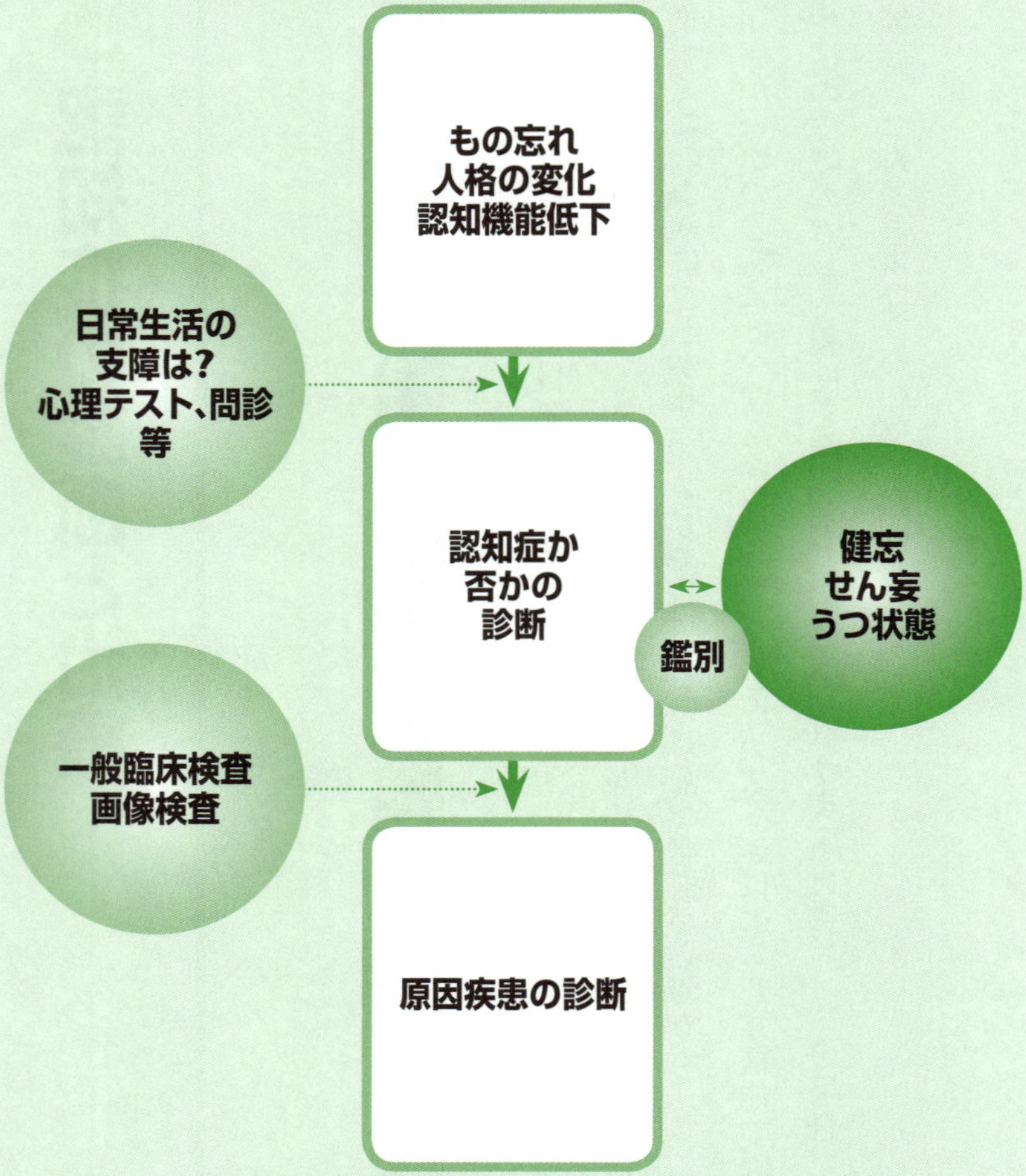

＊認知症診断の流れは2段階、「認知症か否か」と「原因疾患」の診断がある。
それぞれに特徴的なアプローチ［点線の矢印］がある。
「認知症か否か」の診断には通常のもの忘れ、健忘、せん妄、
そしてうつ状態を鑑別する必要がある。

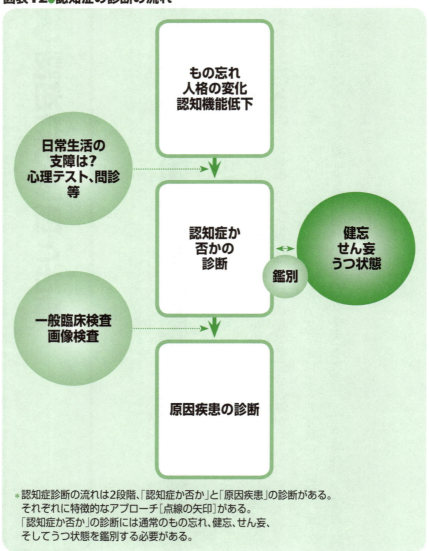

図表13●認知症かどうかのポイント

1 記憶の障害	聞いたこと、行ったことを記銘できない	短期記憶障害［記銘障害］	はい	いいえ
	大切なことを思い出せない	長期記憶障害	はい	いいえ
	体験全体を忘れる	エピソード記憶の障害	はい	いいえ
2 認知障害	単語やことわざの意味がわからない	抽象思考の障害	はい	いいえ
	言葉のやりとりができない	失語	はい	いいえ
	時と場所の見当がつかない	失見当	はい	いいえ
	親しい人を認知できない	失認	はい	いいえ
	簡単な道具の操作ができない	失行	はい	いいえ
	手順がわからなくなる	実行機能障害	はい	いいえ
	あれかこれかの判断ができない	判断の障害	はい	いいえ
3 生活の障害	今までの職業、社会生活に支障をきたしてくる	日常生活の支障	はい	いいえ
	周りの人とトラブルをおこす	対人関係の支障	はい	いいえ

出典：長谷川和夫『認知症診療のこれまでとこれから』永井書店、2006年、P62

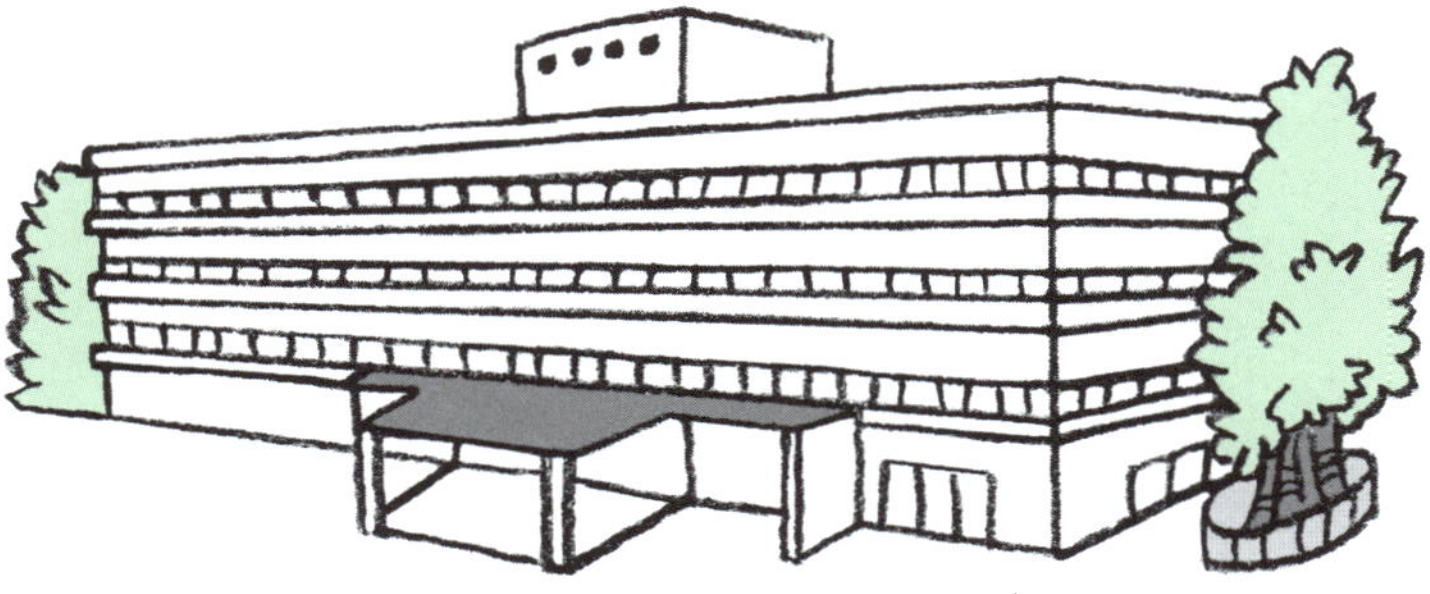

長谷川式認知症スケール

長谷川式認知症スケール（ＨＤＳ-Ｒ）は、認知症か否かを評価する目的で開発された代表的な評価スケールです。私の恩師である新福尚武教授（東京慈恵会医科大学）の指導のもとにつくられた尺度です。

１９７３年に専門誌に「長谷川式簡易知能評価スケール（ＨＤＳ）」として発表し、老人ホームなどの福祉施設を利用している高齢者を対象にしました。その後、１９９１年に一般高齢者の評価を目的とした改訂版（ＨＤＳ-Ｒ）〔**図表14**〕をつくり、現在、広く用いられています。

改訂版は９問より構成されています。また、**図表14**に示すように、それぞれの設問項目には評価の目的があります。中でも設問２は時についての見当識、設問７は遅延再生能力で、認知症か否かを評価するのに有用です。総得点は30点で20点以下を認知症の疑いとします。

ただし、あくまで簡易テストですから、このスケールのみで認知症と診断することはできません。施行にあたっては、簡単な記憶テストであることを十分に説明して〝検査をさせてくださいませんか？〟とお願いすることが大切です。

類似のテストとしては、ミニメンタルステート試験（ＭＭＳＥテスト）〔**図表15**〕があります。

2 原因疾患の診断

原因疾患の診断にあたっては、該当する疾患の特徴的な症状や発症から現症までの経過を本人、家族あるいは介護者から聞き取っていきます。

診察の場面でも、精神診査や神経学的検査が重要になります。たとえば、血管性認知症では運動麻痺や構語障害（言葉のもつれ）の有無などが特徴的です。またレビー小体型認知症ではパーキンソン症候群（筋固縮、歩行失調、仮面様の顔つきなど）がみられます。したがって、顔の表情、姿勢、発語、歩行、起居の動作などに注意して診察をすすめます。

さらに補助診断法として画像診断は欠くことのできないものです。頭部の内部状態を画像によって客観的にみることができるのは大きな診断技法の進歩といえます。頭部ＣＴ、ＭＲＩ、ＳＰＥＣＴなどがあげられます。また、身体疾患による原因疾患診断のためには、一般血液検査、心電図、脳波などが用いられます。

図表16に原因疾患の診断に用いられる検査をまとめました［60ページ］。

質問内容			配点	記入	評価の目的
8●これから5つの品物を見せます。それを隠しますので何があったか言ってください。 [時計、鍵、タバコ、ペン、櫛など必ず相互に無関係なもの]			0, 1, 2 3, 4, 5		記銘力
9●知っている野菜の名前をできるだけ多く言ってください。 [答えた野菜の名前を右欄に記入する。途中で詰まり、約10秒間待ってもでない場合にはそこで打ち切る。5個までは＝0点、6個＝1点、7個＝2点、8個＝3点、9個＝4点、10個＝5点]			0, 1, 2 3, 4, 5		発語の流暢性

合計得点

満点は30点 カットオフポイントは20/21［20以下は認知症の疑いあり］

図表14●長谷川式認知症スケール[HDS-R]と各設問が問うてること

質問内容		配点	記入	検査の目的
1●お歳はいくつですか?[2年までの誤差は正解]		0, 1		記憶力
2●今日は何年の何月何日ですか?何曜日ですか? [年月、曜日が正解でそれぞれ1点ずつ]	年	0, 1		時の見当識
	年	0, 1		
	年	0, 1		
	曜日	0, 1		
3●私たちが今いるところはどこですか? [自発的にでれば2点、5秒おいて、家ですか?病院ですか? 施設ですか? の中から正しい選択をすれば1点]		0, 1, 2		所の見当識
4●これから言う3つの言葉を言ってみてください。あとでまた聞きますのでよく覚えておいてください。 [以下の系列のいずれか1つで、採用した系列に○印をつけておく] 1…[a]桜 [b]猫 [c]電車 2…[a]梅 [b]犬 [c]自動車		0, 1 0, 1 0, 1		即時記銘力
5●100から7を順番に引いてください。 [100−7は? それからまた7を引くと? と質問する。 最初の答えが不正解の場合、打ち切る]	93	0, 1		計算力 注意力
	86	0, 1		
6●私がこれから言う数字を逆から言ってください。 6-8-2、3-5-2-9 [3桁逆唱に失敗したら打ち切る]	2-8-6	0, 1, 2		記銘力 注意力
	9-2-5-3	0, 1, 2		
7●先ほど覚えてもらった言葉をもう一度言ってみてください。 [自発的に回答があれば各2点、もし回答がない場合、以下のヒントを与え正解であれば1点] [a]植物 [b]動物 [c]乗り物		[a]0, 1, 2 [b]0, 1, 2 [c]0, 1, 2		遅延再生力

設問	質問内容	回答	得点
9 ［1点］	［次の文章を読んで、その指示に従ってください］ 「目を閉じなさい」		0, 1
10 ［1点］	［なにか文章を書いてください］		0, 1
11 ［1点］	［次の図形を 書いてください］ 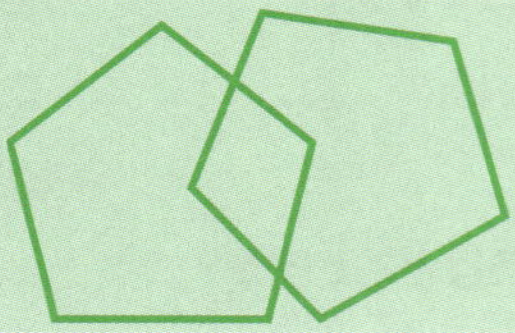		0, 1
		得点合計	

実施にあたっての注意点と判定方法

1●年、季節、曜日、月、日のそれぞれについて、正答は1、誤答は0とする。

2●県、市、病院、階、地方のそれぞれについて、正答は1、誤答は0とする。

3●相互に関係のない物品名3個、ゆっくり1語につき1秒位で言った後で
被検者に繰り返させる。この段階で設問の得点を与える。

1つでも誤答または無言ならば、同じ作業を6回繰り返す。

6回行っても全部正答でないときは、設問5は無意味となる。

4●100から順に7を引くように指示する。5回まで行ったところで中止する。

［93、86、79、72、65］正答の数を本設問の得点とする。

被検者がこの作業ができない時には「フジノヤマ」を逆唱させる。

正しい位置にある文字の数を得点とする。「マヤノジフ」5点、「ヤマノフジ」1点、「マヤジフ」2点。

5●設問3で記憶した3個の物品名をここで再び思い出す。各正答ごとに1点ずつを与える。

6●腕時計を被検者に見せたうえで、それが何かを問う。同様に鉛筆についても行う。

各正答ごとに1点を与える。

7●文章を反復させる。1回のみで評価する。

8●何も書き込んでいない紙を与え、指示する。各段階ごとに正しく作業した場合に1点とする。

9●被検者が見るのに適した大きさで「眼を閉じなさい」と書かれたボードを示し、
それを読みそのとおりにするように指示する。

被検者が実際に閉眼した場合のみ1点を与える。

10●何も書かれていない紙を与え、文章を書くよう指示する。

自発的な文章でなければならず、検者が例文などを与えてはいけない。

文章は主語と述語があり、意味のあるものでなければならないが、
文法や読点が不正確でもよい。

11●重なった2個の五角形が交差していることが得点の条件である。

手指の震えなどは、無視する。満点は30、20以下を認知症の疑いとする。

出典：Folstein MF et al. J Psychiat Res 12:189,1975

図表15●ミニメンタルステート試験[MMSE]

設問	質問内容	回答	得点
1［5点］	今年は何年ですか	年	0, 1
	今の季節はなにですか		0, 1
	今日は何曜日ですか	曜日	0, 1
	今日は何月何日ですか	月	0, 1
		日	0, 1
2［5点］	ここは、なに県ですか	県	0, 1
	ここは、なに市ですか	市	0, 1
	ここは、なに病院ですか	病院	0, 1
	ここは、なん階ですか	階	0, 1
	ここは、なに地方ですか［例:関東地方］		0, 1
3［3点］	物品名を3個［相互に無関係］ 検者は物の名前を1秒間に1個ずつ言う その後、被検者にくり返させる 正答1個につき1点を与える―― 3個すべていうまでくり返す［6回まで］ 何回くり返したかを記せ____回		0, 1 2, 3
4［5点］	100から順に7を引く［5回まで］ あるいは「フジノヤマ」を逆唱させる		0, 1 2, 3 4, 5
5［3点］	3で提示した物品名を再度復唱させる		0, 1 2, 3
6［2点］	［時計を見せながら］これはなんですか		0, 1
	［鉛筆を見せながら］これはなんですか		0, 1
7［1点］	次の文章をくり返す 「みんなで 力を合わせて 綱を 引きます」		0, 1
8［3点］	［3段の命令］		0, 1
	「右手にこの紙を持ってください」		0, 1
	「それを半分におりたたんでください」		0, 1
	「机の上に置いてください」		0, 1

図表16●認知症の原因疾患の診断に用いられる検査

検査の種類		検出される認知症疾患
画像検査	頭部単純X線	頭部外傷
	頭部CTスキャン、MRI、SPECTなど	脳梗塞、脳出血、アルツハイマー型認知症、ピック病、脳腫瘍など
	脳血管撮影	脳梗塞、脳出血、脳腫瘍など
尿検査［タンパク、糖、ケトン体、沈渣］		腎疾患、肝疾患
血液検査	血球検査を含む、ヘマトクリット［Ht］、ヘモグロビン［Hb］、血沈	貧血、炎症
血清検査	血液尿素窒素［BUN］、血中尿素	尿毒症、肝疾患
	ビタミンB1［VB_1］、ビタミンB12［VB_{12}］、葉酸	サイアミン欠乏症、悪性貧血、ペラグラ
	電解質［Na、K、Cl、Caなど］	心・肺疾患、腎疾患、内分泌疾患
甲状腺機能検査		甲状腺機能低下および亢進
梅毒血清反応		進行麻痺
薬物血中濃度		薬物中毒
肝機能検査		肝疾患
脳波検査		脳機能障害、てんかん、脳病変

長谷川和夫『認知症診療のこれまでとこれから』永井書店、2006年、p62を一部改変

3 アルツハイマー型認知症の診断と薬物療法

アルツハイマー型認知症の診断

アルツハイマー型認知症の診断にあたっては、前項で説明した診断検査のほか、構成障害の有無や視空間認知障害の有無を調べるテストを行います。アルツハイマー型認知症では、初期からこれらの障害が出るといわれているからです。

構成障害のテストでは、**図表17**に示すような三角形と円をつないだ傘状の図を見て、それを模写することを求めます。アルツハイマー型認知症の方では位置関係が乱れます。直方体の模写も立体的な絵になりません。

時計描画のテスト［**図表18**］では、Ａ４サイズの白紙を用いて「この紙に大きな丸時計を描いてください。時計の数字も描いていただき、針は10時10分を指すようにしてください」と口頭で指示します。これは視空間認知障害の有無を調べるテストです。

ここで示した検査はほんの一例です。アルツハイマー型認知症の初期診断は難しく、特に

図表17●構成障害のテスト

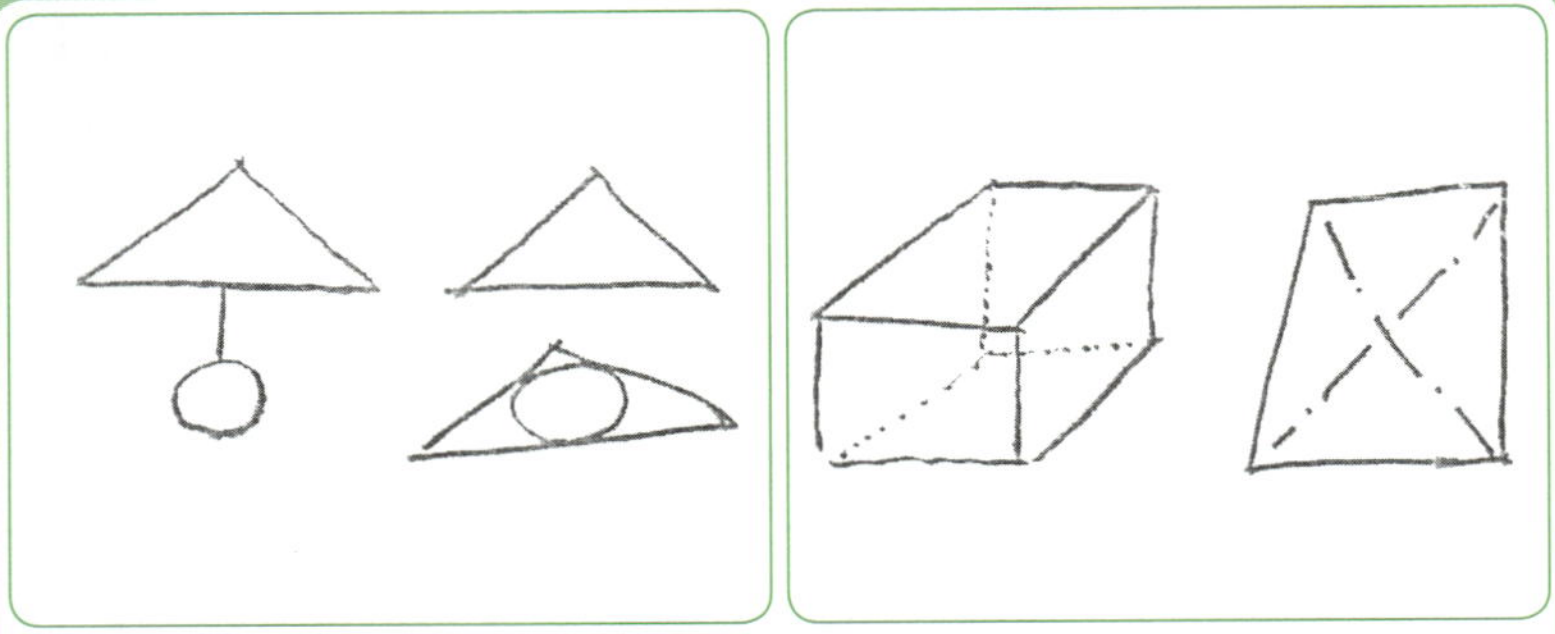

**アルツハイマー型認知症患者(78歳)にみられた構成失行の例。
左の図表の模写を求めたところ右のような図形になった。
三次元の立方体はまったくできないのが特徴である。**

出典:長谷川和夫『認知症診療のこれまでとこれから』永井書店、2006年、P59

図表18●時計描画のテスト

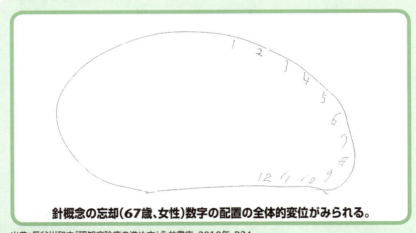

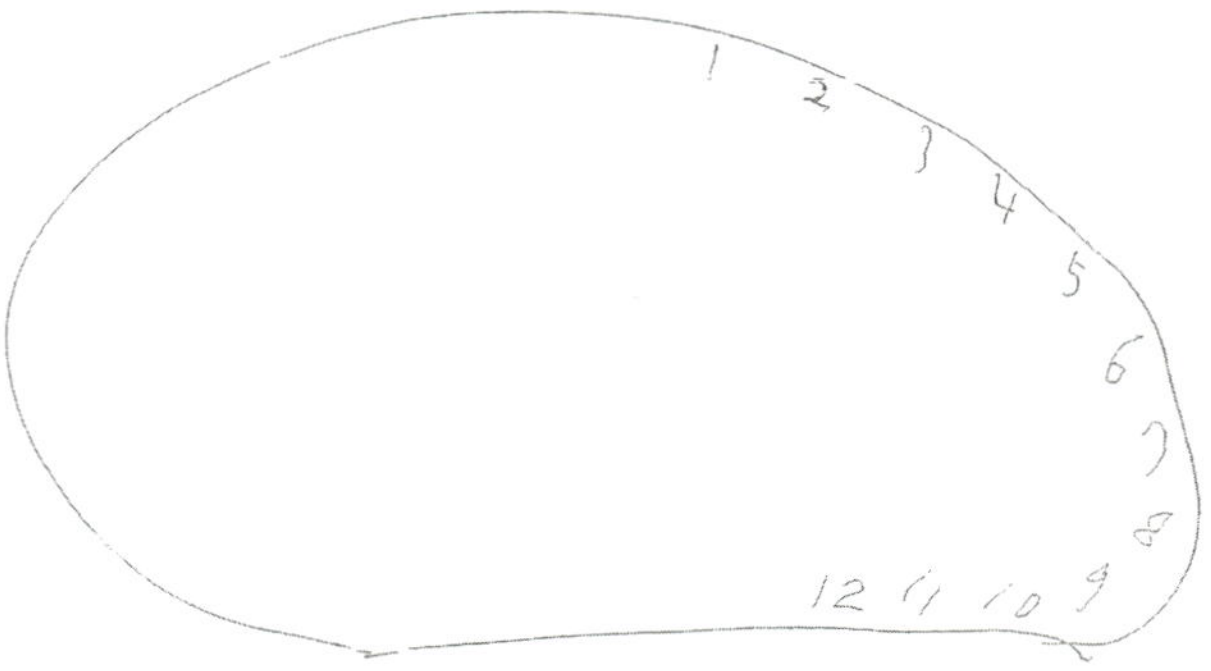

針概念の忘却(67歳、女性)数字の配置の全体的変位がみられる。

出典:長谷川和夫『認知症診療の進め方』永井書店、2010年、P24

ＭＣＩの段階や高齢者の場合は画像診断も決め手になりません。よって複数の検査やテストの結果を１つの参考所見として頼らざるをえないのです。

アルツハイマー型認知症の薬物療法

１９９９年に承認されたドネペジル塩酸塩（アリセプト）が現在、本症の基本薬として使われています。アルツハイマー型認知症の初期にコリン神経系が障害されることから、エーザイ株式会社が開発した国産品です。しかし進行を抑制するという限定された作用で根本的な治療薬ではありません。

通常、成人には１日１回３mgから開始し、１〜２週間後には５mgに増量します。高度の認知症の場合には５mgの４週間投与後に10mgにします。副作用は軽微で、吐き気、食欲不振、便秘、下痢などの消化器症状がみられますが、３〜４日間中止して再投与すると服用が続けられます。また、胃腸薬などを併用すると軽快します。中には少数例ですが、イライラ感、興奮などをおこすことがありますが、向精神薬や漢方薬の抑肝散《よくかんさん》により軽快します。

２０１１年より３剤が新しく適応薬として加わりました［**図表19**］。リバスチグミン（リバスタッチパッチ、イクセロンパッチ）は貼り薬です。患者さんによっては、自分は病気ではないと考えている場合も多く、服薬していただくことは容易ではありません。しかし本剤は貼

図表19●アルツハイマー型認知症の薬物療法

ドネペジル塩酸塩 ［アリセプト］	コリンエステラーゼ阻害作用
リバスチグミン ［リバスタッチパッチ］ ［イクセロンパッチ］	コリンエステラーゼ阻害作用 貼り薬
ガランタミン ［レミニール］	コリンエステラーゼ阻害作用 ＋ ニコチン受容体に作用
メマンチン ［メマリー］	神経細胞保護作用 グルタミン酸の抑制

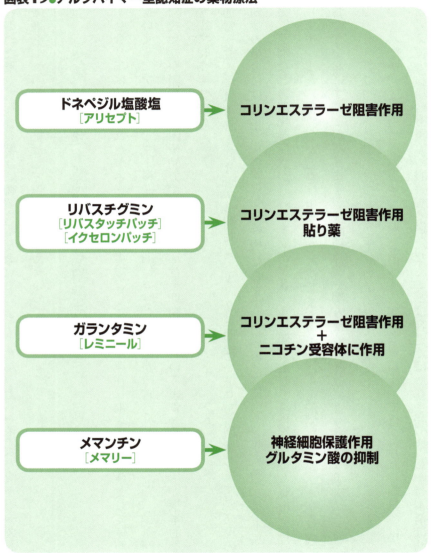

り薬なので抵抗感が少なく、本人にも介護者にも負担が軽いと考えられます。ガランタミン（レミニール）は、ニコチン受容体にも作用して効果をあげます。ただし朝、夕2回服薬する難点があります。メマンチン（メマリー）はグルタミン酸を抑制して神経細胞保護作用があります。鎮静作用があるため不安感等の強い方には有用です。このように4剤体制になったことは、選択の幅が広がり、患者さんにとっても医師の立場からも有用と考えられます。

行動心理症状の不安、興奮、攻撃行動などについては、適量の向精神薬が用いられていますす。高齢者では副作用として、過剰な鎮静をおこし昼間に強い眠気が残ったり、足元がふらついて転びやすくなるなどがあります。持続して投与するのではなく、医師の指示にしたがって症状が軽くなったら投与を中止する、あるいは減量するなどの配慮が大切です。

4 血管性認知症の診断と治療

血管性認知症の診断

血管性認知症の診断には次の3項目が必要です。

1●認知症があること
2●病歴や画像診断で脳血管障害が認められること
3●両者に因果関係があること

なお、脳血管障害の初期症状として次のような自覚症状があります。頭痛、頭重、肩こり、めまい、四肢のしびれ、耳鳴り、不眠、疲労性亢進、もの忘れ、注意散漫、気分の不安定など、多彩です。このうち、頭重(頭痛)、めまい、もの忘れは最も出現頻度が高く、3主徴といわれています。

身体障害として、高血圧、脂質異常症、糖尿病および心循環障害を伴います。さらに片麻痺などの運動障害、感覚障害および精神障害を伴うことが特徴です。

図表20にアルツハイマー型認知症との鑑別の要点を示しました。この中でも最も大きな違いは、早期からの歩行障害と尿失禁の出現で、診断のポイントともされています。アルツハイマー型認知症で、歩行障害や尿失禁が出現するのは、認知症が中等度以上になってからです。

図表20●血管性認知症とアルツハイマー型認知症の鑑別の要点

	血管性認知症	アルツハイマー型認知症
前駆症状	頭痛、めまい、もの忘れなどを訴えることがある	もの忘れが頻繁におこる
記憶低下の特徴	想起に時間がかかるが内容は保たれる	エピソード記憶の障害
言語	構音障害や失語を伴うことが多い	一見、正常のことが多い 時に失語
身体の障害	麻痺、感覚障害、嚥下障害、失禁など ADLの低下	初期は正常
人格の障害	比較的少ない	しばしば人格の変化あり
特徴的な精神障害	感情失禁、うつ状態、せん妄	落ち着きが無い 多弁、症状に対する屈託のなさ

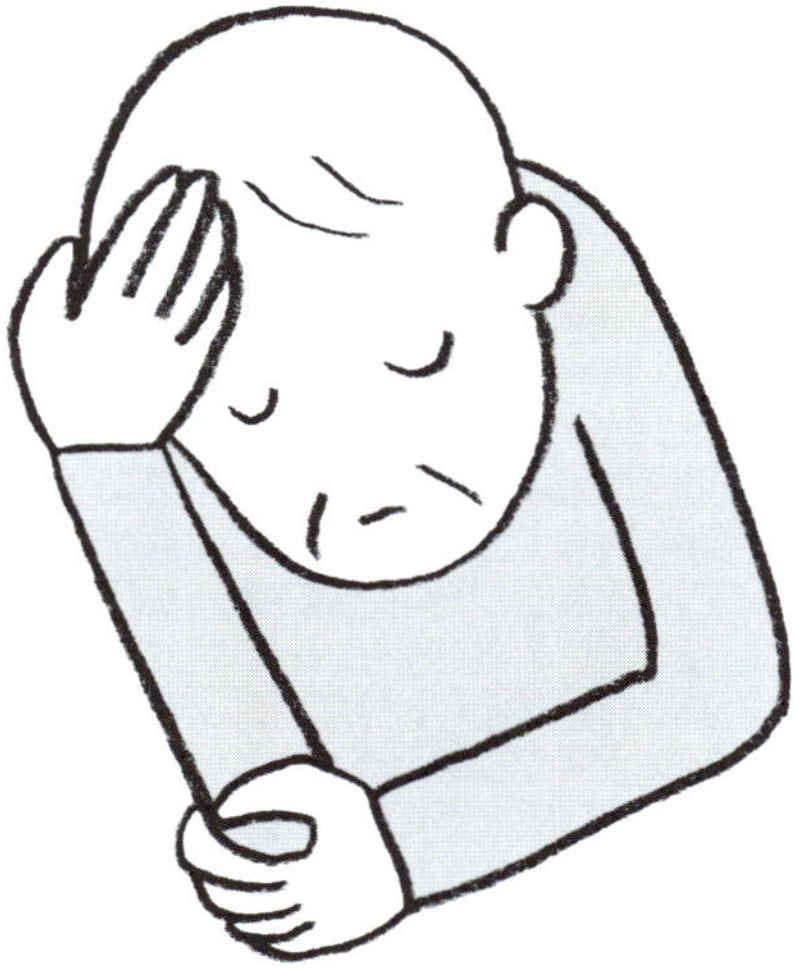

血管性認知症の治療

血管性認知症の認知機能障害に有効とされる薬は、現在のところありません。したがって、脳血管障害をおこした時には、認知症に発展しないように予防的に治療を早くから行うことが大切です。さらにもう一歩進んで、脳血管障害をおこさないように予防することです。予防的治療といってもよいでしょう。言いかえると、血管性認知症と脳血管障害の危険因子は共通していて、高血圧、脂質異常症、糖尿病および肥満、いわゆるメタボリック症候群です。生活習慣病ともいわれています。手始めに高血圧から治しておくことが大切でしょう。予防法については17~21ページを参照してください。

また、血管性認知症は、脳血管障害の後遺症の1つですから、種々の身体合併症への対策も必要です。運動麻痺や筋力低下などADLの低下を減らすために、早期からリハビリテーションを続けることが認知症の予防にとても重要になります。

5 非薬物療法

薬物を用いないで心理的アプローチにより治療的効果を期待して行う介入法です。代表的なものをあげます。

回想法

生活の適応をよくすることを目的に思い出を話したり、聞いたりする方法です。「自分が失われていく」危機に直面している認知症の人が何か過去の体験の記憶にひっかかるものにふれることは不安を和らげて安心感をもたらす助けになるでしょう。他者との絆を新しくつくっていく可能性がうまれることが期待されます。回想法は認知症の人だけでなく、一般の高齢者にも効果的です。

音楽療法

言葉を介さなくても楽しむことができる音楽は、認知症の人へのアプローチに活用できるよい方法です。音楽療法は、認知症についての知識や援助技術だけでなく音楽の理論と技術に精通していることが必要になりますので、訓練を受ける音楽療法士が行うことを原則としています。多くは親しみのある曲が用いられますが、聞く、歌う、合奏する、身体を動かす、回想法と組み合わせて行うなど、方法は参加者と目的に合わせて多様になることがあります。

その他、園芸療法、絵画療法、動物介在療法（アニマルセラピー）、化粧療法など多くの療法があります。

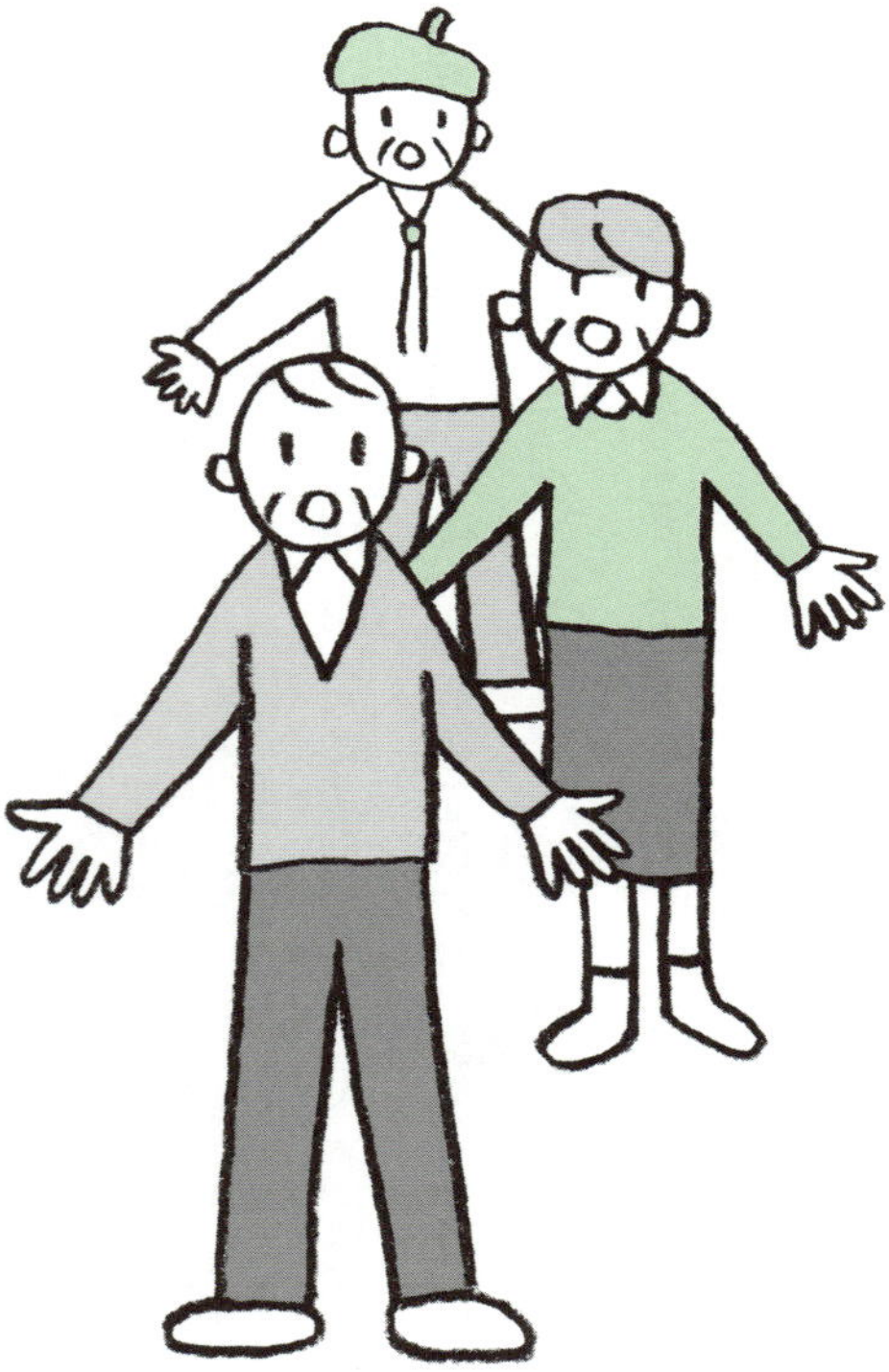

4 認知症の症状と認知症の人の気持ち

1 認知症の症状は大きく分けて2つ

認知症の症状は、基本的な症状である中核症状と、これに伴って2次的におこる行動心理症状(BPSD)に分けられます［図表21］。

中核症状は脳の障害が原因でおこる症状です。記憶障害、見当識障害、言語の障害、理解・判断力の低下、実行機能の障害などと呼ばれるものです。これらは、程度や時期の違いがあっても認知症の方には誰にでもおこる症状です。

一方、行動心理症状は心理的な状態や環境要因あるいは身体疾患の合併などの要因によっておこります。不安、うつ状態、妄想、幻覚、徘徊、興奮、攻撃性、せん妄などがあげられます。人によって現れ方がさまざまで、個人差が大きく、誰にでも同じように現われるとは限りません。

●Mさん（64歳・男性）は、アルツハイマー型認知症と診断されました。記憶障害が著明で判断のミスが多くなり、解雇されてしまいました。このために落ちこんでしまって、悲観的なことを口にするようになりました。生きていくのもつらいと訴えます。「うつ状態」になったのです。

●Sさん（73歳・女性）は、アルツハイマー型認知症をわずらって2年です。記憶障害と判断力の低下が主症状です。最近、財布を置いた場所をよく忘れてしまい、「ない、ない」と言って探しているうちに介護者の嫁が盗んだと思いこみ、大騒ぎになりました。「もの盗られ妄想」です。

この2つの事例は、いずれも記憶障害と判断力低下の中核症状があって、Mさんは「うつ状態」、Sさんは「もの盗られ妄想」という異なった行動心理症状をもったことになります。心理要因や環境状況によって個別的な行動心理症状をおこしていることがわります。

家族や介護する方の中で、より負担に感じるのは、中核症状よりも行動心理症状といわれています。しかし、行動心理症状は環境を調整したり、介護の対応を工夫することで改善さ

図表21●中核症状と行動心理症状

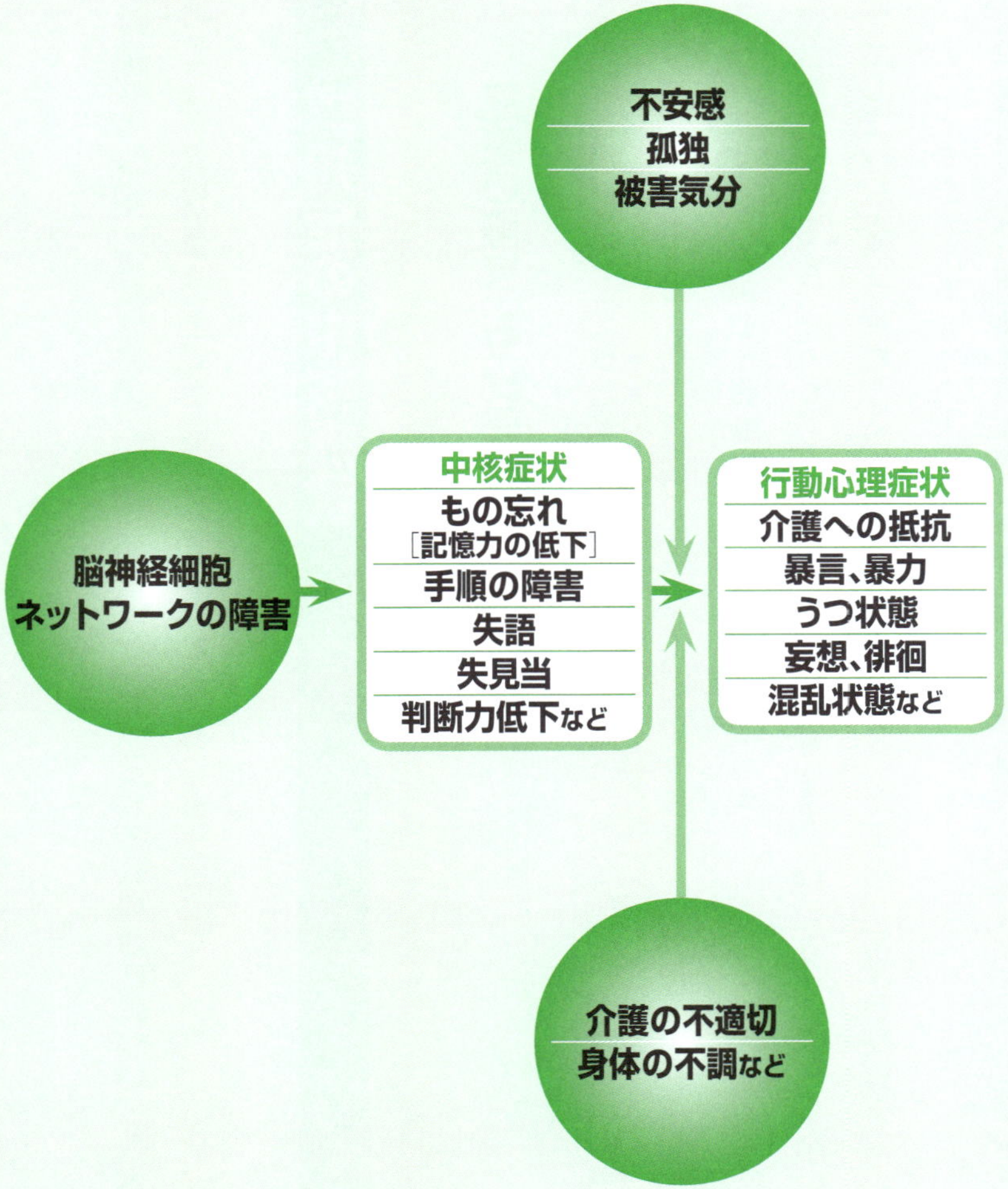

＊中核症状は認知障害で、脳の病変に基づいておこる。
行動心理症状は、認知障害をもったご本人が暮らしの中で不安や被害的な気分になったり、身体の不調や不適切なケアを契機にしておこるものが多いと考えられる。

れることもあります。合併している身体病や投与されている薬物などによっておこることもあります。

中核症状と行動心理症状の違いを知っていること、それぞれの対応について基本的な知識をもつことが大切です。まず中核症状について学びましょう。

2 認知症の中核症状

記憶の障害［もの忘れ］

記憶の障害がおこると、言われたこと、あるいは言ったことなどをすぐ忘れます。生活に基本的な事項、たとえば住所、電話番号などを思い出せません。日付を忘れたり、置き忘れが多くなります。貯金通帳や鍵などの大切なものを失くすといったことがよくみられます。

特徴的な記憶障害としてエピソード記憶障害があります［12ページ］。体験した出来事全体を忘れてしまうものです。たとえば結婚式に出席したこととか、先ほど昼食をみんなと一緒に食べたことを忘れてしまうなどです。

時間的な側面から記憶は次のように分類されます。

1●短期記憶

短期記憶とは、情報（言われたことなど）を保持する時間が数分単位の記憶です。さらに短く、数秒から1分位しか保てない記憶を即時記憶といいます。たとえば長谷川式認知症スケールの質問4、桜、猫、電車を提示した後に直ちに思い出してもらうといった記憶です。

2●長期記憶

近時記憶と遠隔記憶があります。

a●近時記憶――記憶の保持が数時間から数日のものです。近時記憶に障害があると、たとえば昼食を食べたのに、しばらく食べていないと訴えるとか、昨日の出来事を忘れてしまいます。

b●遠隔記憶――記憶の保持が数週から数十年のものです。若い時の苦労話や歴史的な出来事などの記憶です。遠隔記憶には、認知症になっても初期のうちは保持されていますが、進行するにつれて、近時記憶の低下に加えて、遠隔記憶にも次第に障害がおよび、配偶者や子どもの名前、そして自分の職業すらも思い出せなくなります。

見当識の障害［失見当］

1●時間に対する見当識の障害

今日の日付けがわからなくなります。時間に対する感覚が低下するため、長時間待つとか、予定の時間に合わせて準備することができなくなります。これは時間感覚だけでなく、日付や季節、年次におよびます。夏なのに冬用のコートを着たり、自分の年齢がわからなくなったりします。

2●場所に対する見当識の障害

生活空間に対する失見当です。方向感覚がわからなくなります。ひどくなると近所なのに迷子になったり、さらに自宅のトイレの場所がわからなくなります。とても歩いて行けそうにない場所を目指して歩こうとすることもあります。

3●人との関係性に対する見当識の障害

進行してくると、周囲の人との関係がわからなくなります。自分の娘を「妹です」と紹介したり、亡くなった夫の帰宅を待っていたりします。

思考や判断の障害

1●考えるスピードが遅くなる

入ってくる情報を理解し、自分の体験や知識に照合したり、検索して適切な判断をして、自分の考えをまとめて発信するといった情報の処理をする能力が低下します。スピードが遅くなります。逆の見方をするなら、時間をかければ自分なりの判断をすることができます。介護する時には、本人のペースに合わせてゆっくりと話しかけることが大切です。

2●実行機能障害

手順をきめて、次々と遂行する作業ができなくなります。たとえば料理をするには、まず必要な食材を準備することから始まります。そして適当な大きさに切ったり、きざんだりして鍋に入れます。次に必要な時間、煮たり、焼いたりします。さらに調味料を加え味つけをして、また煮こんだり焼いたりします。それを人数分に盛りつけをして完成になりますが、こうした一連の手順を追って仕事を遂行する能力は、初期の頃から障害されます。

3●暮らしの中でおこる状況が読めない

2つの情報が一度に入ってくると混乱します。

まず、1つのことを伝えて、それができたら次の指示をすることが望ましいのです。「こちらに来て歯をみがきましょう」と指示してもできないことがあります。2つの行動を求めたからです。いつもと違う出来事があるとその状況を理解できずに混乱してパニックになることがあります。たとえば、夫が急病で入院したことで混乱してしまい、そのことで認知症とわかる場合があります。そういう時に支えてくれる人がいれば日常生活は続けることができるでしょう。

その他の認知機能の障害

1●言葉のやりとりが困難になる［失語］

これには、言語の理解ができない、話しかけられても外国語を聞いている感じでわからない「感覚性失語」と、言葉を発信する咽頭や頬の筋肉は正常なのに適切な言葉が出てこない「運動性失語」があります。

2●道具を適切に使うことができない[失行]

電気のスイッチを押して明るくすることはできたのに消すことができない、トイレの水洗を操作することができない、車の運転席に座ったがどうしていいかわからなくなった、Yシャツを自分で着ることができず裾のほうから腕を入れようとする(着衣失行)といったことがあります。

3●文字が理解できない

文字を読めなくなったり(失読)、書くことができない(失書)などがあります。

これらの症状はいずれも脳の神経細胞のネットワークの障害によるものです。そのおこり方は原因疾患によって異なります。また、同じ疾患でも症状の現れ方には個人差があります。認知症の本質的な中核症状です。

3 認知症の行動心理症状

行動心理症状（BPSD《ビーピーエスディー》）は従来、問題行動や周辺症状といわれていましたが、こうした症状の背景には本人なりの理由があるということから、現在ではこのようにいわれるようになりました。具体例をあげてみましょう。

●Tさんは79歳の女性です。3年前よりアルツハイマー型認知症になり、一人暮らしのためもあってグループホームに入居しています。記憶力の低下が著しく、ある日、「財布が紛失した！」と言って、介護担当者のAさんに盗まれたと大騒ぎになりました。Aさんは、思いもよらない疑いをかけられ、「私はそんなことしてませんよ」と否定しました。しかし、説明しても納得してくれません。もの盗られ妄想です。

●Kさんは80歳の男性です。6年前、脳卒中にかかりましたが、内科的な治療とリハビリテーションにより当初の歩行障害は軽快しました。ただ、認知症があるため生活に何かと不自由があります。思うように言葉が言えないこと、動作が遅いために時々カーッとなって怒りやすく、手をあげることもあります。介護する家族は毎日のようにトラブルがあって、ほとほと困惑しています。特に夜間に興奮状態になって、家族全員も眠れなくなり、みんながパニック状態になる時が1番大変です。

行動心理症状のおこり方

認知症の人にみられる記憶力の低下、言語の障害、失見当や判断力の低下などの中核症状は共通してみられます。ところが、行動心理症状は必ずしもすべての人に共通しておこるわけではありません。出現する人と出現しない人がいます。

行動心理症状がおこる仕組みは、脳神経細胞のネットワークの障害を基にしてもの忘れや判断力低下といった中核症状がおこり、毎日の暮らしをしていく中で不安感、孤独、あるいは被害的な気分などの心理が作用しておこります。

不安感やストレスが多いほど、行動心理症状はおこりやすいと考えられます。また介護環境がうまくかみ合わなかったり、身体の不調(たとえば便秘や脱水状態など)があっても行動心理症状がおこりやすいといわれています。そのために行動心理症状のおこり方は個別的であり、症状の内容も病気のすすみ方によっても影響されると考えられています。

行動心理症状の種類と出現頻度

在宅で介護されている認知症の方が、どのような行動心理症状をもっているのか、その実態は十分に明らかにされていません。**図表22**は2008年に財団法人認知症予防協会の報告で明らかにされた行動心理症状の種類と出現頻度をグラフ化したものです。在宅で家族が介護している認知症の方の中で、最も頻繁にみられるものは妄想（もの盗られ妄想、嫉妬妄想、被害妄想などが含まれる）であり、次いで攻撃的言動、睡眠障害、幻覚、徘徊、抑うつ、不安、介護への抵抗などがみられます。これらの多くのものは、介護環境の整備、たとえばなじみやすい小規模でわかりやすい環境にする、落ち着いた雰囲気などにするとか、あるいはご本人の求めているものを聞いてみて理解するなどのケアの工夫によって軽快しますが、中には、症状の激しさや長期にわたっているといった理由で薬物治療を試みることがあります。特に幻覚、妄想、抑うつ状態、睡眠障害、攻撃性行動あるいは不安焦燥状態の5種類に対しては、薬物療法を行うことがあります。症状によっては薬物投与量を少量から始めたり、短期間の投与にするなど個別性に十分な配慮をすることによって、副作用の発現を抑えて効果をみることがあります。

図表22●行動心理症状の種類と出現頻度

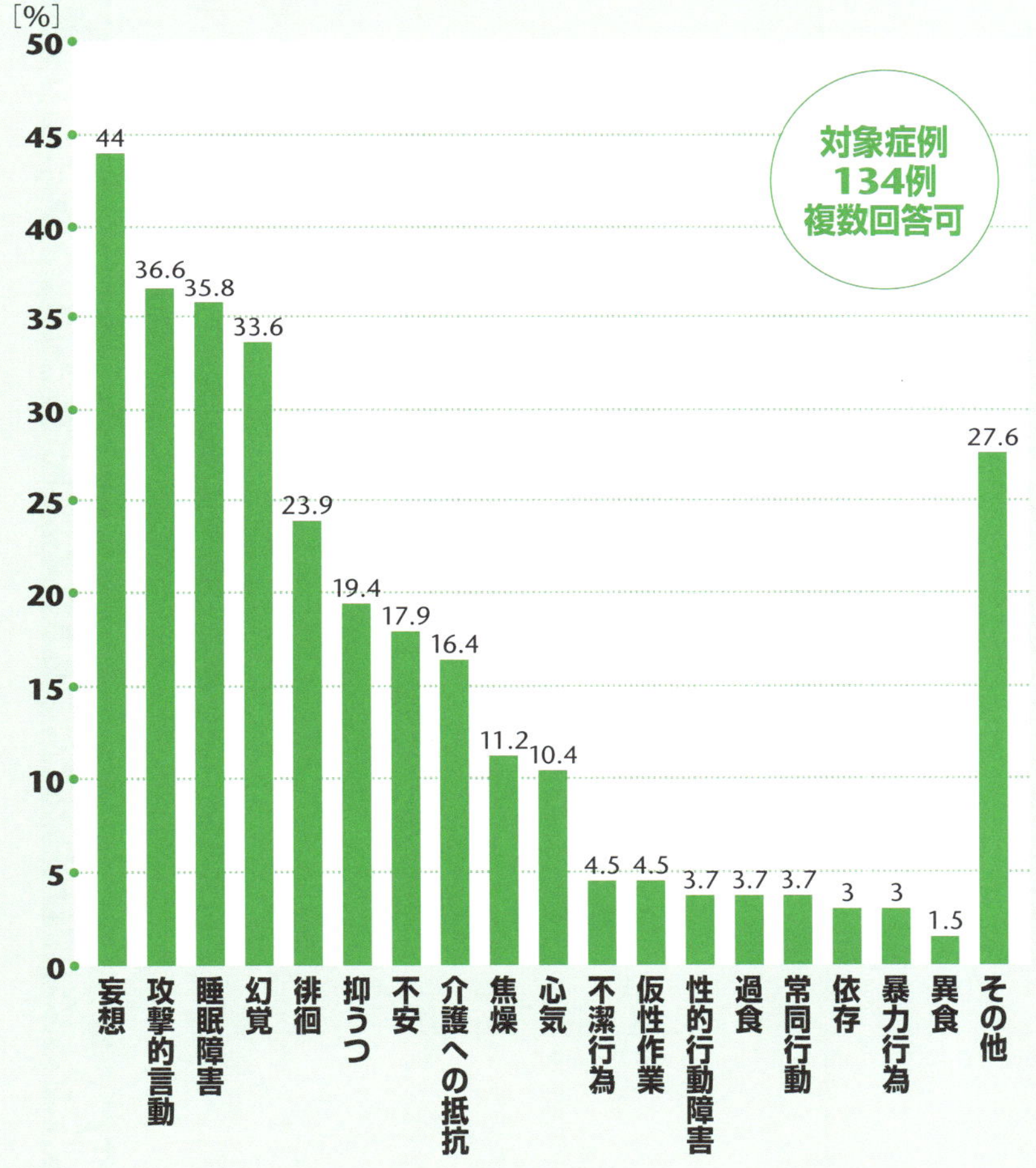

出典:『認知症の「周辺症状」(BPSD)行動心理症状に対する医療と介護の実態調査と行動心理症状に対するチームアプローチ研修事業の指針策定(平成19年度厚生労働省老人保健事業推進費等補助金交付事業)同報告書』財団法人ぼけ予防協会、2008年

4 行動心理症状がおこった時の認知症の人の気持ち

認知症の人にもの盗られ妄想や徘徊などの行動心理症状がおこってきた時、なぜこのような行動がおこってきたのかを考えてみることが第1のステップです。ご本人が何かを伝えたいというメッセージとしてとらえてみることです。

従来、介護の現場では、行動心理症状を問題行動として、あるいは困難事例などとしてとらえてきましたが、誰にとって問題なのか、どうして困難と考えるのかを振り返ってみることも大切です。これがご本人の立場に立ったケア、つまりパーソンセンタードケア「90ページ」の理念に立つ行動心理症状のとらえ方の第1歩です。例をあげてみましょう。

●75歳の主婦Hさんは、約3か月前にMさんの勤務するグループホームに入所してきました。新しい環境に慣れてきたのですが、時々、夕方になるとソワソワして落ちつきがなくなり家に帰りたいといいます。よくいわれる帰宅願望です。ある時、ドアをあけて職員が気づかないうちに外に出てしまい、見つからなくなって大騒ぎになりました。約7時間後、警察の協力もあって戻ってくることができました。

また、ある日の夕暮れ時、Hさんの帰宅願望が始まり、担当職のMさんが「ダメですよ、お願いですから私の言うことを聞いて！」と話しましたが、Hさんは必死になって「今、帰らないと！」と顔を真っ赤にしてドアをあけようとします。争いになってしまいました。その時、ふとMさんは「どうして今帰らなくてはならないの？」と聞いてみました。するとHさんは「小学校5年と2年の息子が学校から帰ってくるんだよ。そやから晩ご飯まで時間があるし何かバナナとかあんパンを用意してやらんと可哀想だ。だから早く帰してくれよ」と言いました。Mさんは、「あーそうか、それなら帰ってやらなくちゃね」と応えました。Hさんはこれを聞いて何となくホッとした表情になりました。Mさんが自分の気持ちをわかってくれたと思ったからでしょう。

もちろん、小学生だった子どもはもう35年も前の話ですから、現在は大人です。しかし、Hさんは過去の体験を現実として体験しているのです。そのHさんの内的体験世界にいれば、食べ盛りの子どものために早く帰宅したいという行動はごく普通の考えでしょう。その内的体験をMさんはHさんと共有したのです。このことはたんに「いけません」と拒否されてきたHさんにとって、とても大切なことでした。

要するに認知症の方が体験している世界と私たちのそれには違いがあるのです。どうしても私たちは「それは困るよ、こっちの世界にきてよ！」と考えてしまいます。しかし、それはとても困難なことなのです。こちらの体験している世界をおしつけないことです。そして認知症の方の世界を受け入れて対応してみましょう。

認知症の方の内的体験と行動には正当性があります。ただ、内的体験は認知障害に基づいているので、外見上は間違った行動として映り、行動心理症状となるのでしょう。この行動心理症状の仕組みを理解することがケアの第1歩です。

次に、日々の記録からもHさんのこうした行動は、きまって夕暮れ時、午後4時頃になるとおこることがわかりました。そこで4時少し前に介入をしてみました。たとえば「今日の夕食には肉じゃがをつくりたいのですが、Hさんも皮をむくのを手伝ってよ」と頼みました。Hさんは喜んで手伝ってくれます。若いケア職の人がかなわないほど上手でした。

みんながほめるのでHさんはとても上機嫌で夕ご飯の支度へとすすんでいきました。これもチームで相談をしてすすめたことですが、こうした行動心理症状のケアには一工夫してみることが大切です。

5 認知症の人が心地よく生活するために

1 認知症ケアにおける5カ条

認知症で著しい〝もの忘れ〟などの障害がおきても、人としての感情の働きがなくなってしまったり、何もかもわからなくなってしまったのではありません。認知症の人の気持ちを知って、温かい気持ちで介護することが大切です。よいケアをする前に知っておきたいことを述べます。

1●プライドは失っていません

認知症の症状があっても、自尊心や羞恥心は失われているわけではありません。認知症の人のプライドを尊重して介護しましょう。

2●過去と現実を混同しています

過去を順序立てて思い出せず、過去と現実の区別がつかなくなっているため、本人は混乱しています。この点も理解してあげましょう。

3●介護する人の気持ちが伝わり、それが病状にも反映されます

介護する人が認知症の人の気持ちを理解し、やさしく接していると、認知症の人も安心し、落ち着きます。逆に、介護する人が不安だったり嫌悪の気持ちをもっていると敏感に反応し、さらに興奮したりします。

4●感情がストレートに出ます

感情の抑制がきかなくなり、些細なことで怒ったり、泣き出したり、落ち込んだり、相手を一方的に拒否することもあります。しかし、これは認知症という病気の症状の1つであるということを理解しましょう。

5●自分をもどかしく思い、心理的にも不安定です

状況がのみ込めなかったり、失敗をしてしまう自分をもどかしく思い、もの忘れなどが多くなる自分に自信をなくしてしまいます。このため、心理的には非常に不安定で、意志の疎通がさらに難しくなることもあります。

2 質の高いケアとは

認知症の人は認知障害があるために、ちょっとした物音にひどく怯えることがあります。また、些細なことや行動に恐怖心を抱くことがあります。不必要な介入は避けて、わざとらしくない、質の高いケアを心がけていただきたいと思います。具体的には、以下のことに注意していただきたいと思います。

1●自分の価値観で判断しない
2●相手を批判せずにそのまま受け入れる
3●相手に関心をもっているという姿勢を示す
4●相手のペースに合わせる

5●相手の気持ちを大切にする

6●相手が事実と違うことを言ったとしても訂正しない

7●相手の話を遮らない

8●秘密や約束は守る

9●話したくないといった内容は重要であってもそれ以上は聞かない

10●つらい体験や苦悩が語られる時には深く共感しながら傾聴する

3 認知症の人が求めるケア――パーソンセンタードケア

現在の認知症ケアの主流は、１９８６年頃に英国のトム キッドウット（Tom Kitwood）が提唱した「パーソンセンタードケア」です。「パーソンセンタードケア」は、次の４つの理念から成り立っています。

1●その人を中心にしたケア

2●その人の視点に立ったケア

3●その人の内的体験を理解するケア

4●その人らしさを大切にするケア

「1●その人を中心にしたケア」というのは、ケアするその人を〝人〟として大事にするということです。認知症の人は何もわからないし、今話したこともすぐに忘れてしまうから言っても仕方がないといって、私たちはついつい無視したり、差別してしまいがちです。しかし、そうではなく〝人〟であるということを認識してケアするのだということをしっかり身につけることが大切です。

「2●その人の視点に立ったケア」とは、認知症の方にとって私たちはどのように見えているのだろうか、暮らしている環境はどのように感じているのだろうかといったことを、その人の側に立って考えてみることです。

「3●その人の内的体験を理解するケア」とは、その人がどのようなことを考えて何をしたいと思っているのかを、理解しようとするということです。人の気持ちを理解するのはなかなか大変なことですが、少なくともその姿勢が大切だと思います。

「4●その人らしさを大切にするケア」とは、たとえば、私たちは、この人はタバコが好きだとか、お酒が好きだとか、スポーツが好きなど、嗜好や洋服の趣味、性格、態度などの目に見える部分に注目しがちです。しかし、その人には、その人のもっている家族や人間関係、そして、他の人には決して代行することのできない自分史があります。そういう貴重でユニークな存在であるということ、1人ひとりそれぞれが尊い人であるということを意識して介護していかなければならないということです。

トム キッドウットのケアについては、第4章のQ2にも書きましたので、そちらもご参照ください。

4 認知症ケアに必要な環境と条件

認知症ケアの場合、〝パーソンセンタードケア〟は本当に理想的なケアですが、その実践には、①ゆっくりとした時の流れ、②小規模の環境と馴染みの人、③安心できる居場所と役割が必要とされます。こうした環境は、認知症の人にとって大変好ましい、理想的な環境だといわれています。

この中で1番大切なことであり、そして大変なことは、「①ゆっくりとした時の流れ」をつくることでしょう。私たちは制限された時間の中で生活していますので、ゆっくりといっても限界があります。しかし、認知症の人は1つひとつの言葉を紡《つむ》いで言葉を発するわけですから、表現するまでに時間がかかります。そういう時に、その人が話したかったことが発せられるまで待ってさしあげる、着替えの時もそうですが、その人のペースに合わせてあげることが大切なのです。難しいことですが、あきらめないで、少しずつ環境を整えていきましょう。

「②小規模の環境と馴染みの人」とは、たとえばグループホームやユニットケアのような小さい環境です。台所もあって煮炊きもそこでしていて、朝になると味噌汁の匂いが流れてきたり、パン食でしたらコーヒーの香りがフワーッとするような暮らしの匂いがあり、そして人の入れ代りがなく馴染みの人がケアすることが適応しやすいのです。

「③安心できる居場所と役割」、デイサービスに行っても、認知症の人はいつも違うところに来たような気がするかもしれません。そうした時に顔を知っている人が「あなたの席はここよ」とほほ笑みながら話しかけてくれたり、お昼の時などに自分の座る席があるということは、とても安心するものです。また、洗濯物をたたんだり、夕食の用意でジャガイモの皮を剥いてもらったりした時などに「ありがとう。とっても助かったわ」と言ってお礼を伝えることも大切です。そうした小さいことでも自分には役割があって、居場所があるということを本人が思えることが、認知症の人をケアする場合にはとても大切なことになります。

5 認知症の人が生活するということ

認知症の人は自分がやりたいことや、周りの人がこれくらいはできるだろうと思って頼んだことも、実際はできないことが多くあります。そのため本人はうつになったり、イライラしたり、不安になったりしますが、私たちが寄り添う気持ちになってゆったりとした時の流れで接すると、その人なりのやり方をみつけて、その暮らしに馴じんでいくことができます。

グループホームなどで、在宅から入居してこられた方が当初は帰りたい帰りたいと言って騒いでたのに、段々と慣れてくると「味噌汁の具を切ってくださいますか」と言われた時「私がやっていいの?」と台所に立ってくれるようになります。そうした小さな環境で生活していくと「この人は本当に認知症ですか?」と言われるくらいに落ち着いて、見違えるようになります。しかし認知症自体はありますので、また環境が変われば同じようなことがおこるかもしれません。

激しい行動心理症状がある方は別ですが、そうでない場合には環境に馴じんでもらえるようなケアを心がけ、何よりも人として尊重し、ゆっくりとした時の流れで生活していけるように心がけると次第に落ち着いてきます。

6 聞くことを第1にする、待つこと

私たちは認知症の人と会うと、何か言わなくてはいけないと思ってしまい、ついついこちらから先に話を始めてしまいがちです。しかし、認知症の人は自分が話そうとした時に先に別の会話が始まると、言われたことに返事をしなくてはならなくなり、話そうとしたことを忘れてしまいます。たとえば私たちが話しかけると、「今日は顔色がいいですね。よく眠れたんでしょう?」「うん。よく眠れた」、「ご飯おいしい?」「おいしい」といった感じで、会話が終わってしまいます。しかし、認知症の人は本当は「あなたがくれた薬、よく効いて眠れたんだけど、夜中に目が覚めてしまって、そのあといろいろ考えていたら眠れなくなっちゃって。今朝はまだボーッとした感じなの」と言いたかったかもしれませんが、その話は言えなくなってしまうわけです。認知症の人はなかなかすぐに話が始まりません。「どうしましたか」と聞いてもすぐに返事は返ってきません。ですから待たなければなりません。しかし、2分か3分待てば話が出てきます。

待つ時には何か別の用事をしたり、書きものをしながらではなく、きちんとその人に向き合ってじっと待つことが大切です。するとその人の脳のコンピュータが一生懸命に言葉を探して話し始めます。そうして新しい絆をつくり始めるわけです。聞くこととは待つことです。沈黙も大切なコミュニケーションの1つです。それはとても長く感じる時間かもしれませんが、とても大事な時間なのです。

「待つこと」は、時間をその人に差し上げることです。神様は私たちに健康や資産、家族、友人などを与えてくれました。そして時間もです。しかし、私たちが生を終える時は時間以外は置いていくことになります。でも時間はすべて使い果たしていきますから、私たちにとって1番大切なものなのです。それを他の人のために与えているのがケアの仕事です。そんな自分の貴重な時を贈り物にできる職業に、誇りをもっていただきたいと思います。

7 目を見て話すこと

認知症の当事者、クリスティーン・ブライデンさんは以前、「どんなケアをしてもらいたいですか」と質問された時に、「目を見て話してください」と答えていました。

私たちも大事なことをお願いする時は、その人の目を見て話します。親が子どもに注意する時は目を見て話しますし、子どもも母親の目を見てじっと聞いています。これは神様が私たちに気持ちが通じるようにつくってくださった仕組みなのです。

引用・参考文献

[1]Peterson RC, Smith GE, Waring SC, et al : Mild cognitive impairment. Arch Neurol 56 : 1999, 303-308.
[2]「若年性認知症の実態と対応の基盤整備に関する研究」の調査結果、厚生労働省、2009年
●長谷川和夫『わかりやすい認知症の医学知識』中央法規出版、2011年
●長谷川和夫『認知症ケアの作法』ぱーそん書房、2013年
●長谷川和夫『認知症診療のこれまでとこれから』永井書店、2006年
●長谷川和夫『物語の始まり：認知症診療のこれまでとこれから』永井書店、2006年
●須貝佑一『ぼけの予防』岩波新書、2005年
●長谷川和夫『よくわかる認知症の教科書』朝日新聞出版、2013年
●長谷川和夫「長谷川式スケールの使い方と注意点」『認知症診療の進め方ー基本と実践』永井書店、2010年
●加藤伸司、下垣光、小野寺敦志、長谷川和夫他「改訂長谷川式簡易知能評価スケール（HDS-R）の作成」『老年精神医学誌2』1991年
●Kitwood,T:Dementia Reconsideredthe Person Comes First. Open University Press, Maidenhead,1997
●長谷川和夫［監修］、本間昭、永田久美子［編集］「パーソンセンタード ケアとは」『認知症ケア最前線――理解と実践』ぱーそん書房、2013年
●ドーン・ブルッカー［著］、水野裕［監修］、村田康子、鈴木みずえ、中村裕、内田達二［訳］『パーソンセンタード ケア』クリエイツかもがわ、2010年

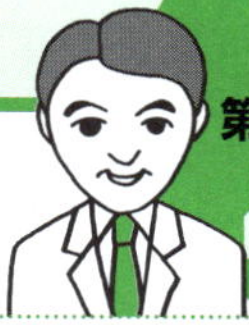

第2章

うつ病って どんな病気？

病気の特徴を知り、
適切なサポートを学ぼう

1 うつ病とは

うつ病は、最近ではテレビの特集でもとりあげられることも多くなり、多くの人が理解している病気だと思われがちですが、意外と間違った理解になっていることも多いように思います。たとえば「うつ気分」、「ゆううつな気分」があると病気なのでしょうか？

うつ病について、広辞苑にはこのような記載がされています。うつ病とは、「抑うつ気分、悲哀、絶望感、不安、焦燥、苦悶感などがあり、体調がすぐれず、精神活動が抑制され、しばしば自殺企図、心気妄想を抱くなどの症状を呈する精神の病気」。

うつ病という病気は、「うつ気分」と「体調不良」があり、マイナス思考、悪いこと、つらいことばかり繰り返し思い出し、気にしすぎて、死のうとしてしまう病気といえるでしょう。

では、マイナス思考とはどういう状態でしょうか？　物事を悪いほう、悪いほうに考えてしまう考え方のことですね。平井孝男先生はうつ状態について、「1つは非常に疲れた状態、エネルギーが停滞、喪失し、前を向けない状態。もう1つは、疲れた状態であるにもかかわらず、焦り、不安、緊張などのために休息できない状態。この2つが入り混じっている。」[1]と述べられています。

1 うつ気分の持続期間がポイント

「うつ」、「ゆううつ」という感覚は、どなたでも経験している感覚でしょう。たとえば「学校の試験でいい点数がとれなかった」とか「スポーツの試合で負けた」「恋人と別れた」など、誰しもそんな時には、「いやな感じ」「後悔する感じ」「無力な感じ」「ため息をつきたい感じ」を経験しているのではないかと思います。この感覚が、「ゆううつな気分」といえるでしょう。

アメリカ精神医学会が作成し、世界中で使われている診断基準に『精神疾患の診断・統計マニュアル第5版(DSM－5)』というものがあります。このDSM－5のうつ病の診断基準をみますと、「うつ気分」については「持続期間」が定められています。

「うつ気分が2週間以上毎日、ほとんどの時間持続すること」がうつ病の診断をする時の項目にあげられています。

私たちは日常生活で何かうまくいかない時や、困難な状況の時に、ゆううつになることがありますが、健康な状態であれば、何日か過ぎれば、その「ゆううつな気分」も回復していきます。ですから、うつ気分がどれくらい続いているかということが、病気かどうかの鑑別になるのです。

もちろん、「持続期間が2週間でないなら病気ではないから安心だ」ということではありません。1週間前からうつ気分が続いてつらいと来院された方に対して、「持続期間が短いので、あと1週間経ってからいらしてください」とは言いません。あくまで2週間というのは日安と考える期間です。また、うつ気分というのは自覚症状ですので、病気の状態ではこの自覚症状がない方もおられます。

2 うつ病は身体の不調が出る病気

私の診療所にも、「うつ気分」もしくは「不安な気分」に困って来院される方がたくさんいらっしゃいます。その一方で、「うつ気分」の自覚症状が乏しい方も来られます。

ある調査によりますと、うつ病患者のうち「精神症状(心の症状)のみのうつ病」の方はアメリカ人では16・5%、日本人は3・8%であるのに対して、「身体の症状のみのうつ病」の方はアメリカ人は9・4%、日本人では26・9%であるという報告があります［図表1］。

また、日本における「うつ病」、「うつ状態」の方が、最初にどの診療科を受診したかというデータをみましても、ほとんどの方がまず最初に内科を受診されており、うつ病の専門科である心療内科や精神科を受診したという方は、合計でわずか9・4%にすぎないという結果もあります［図表2］。

うつ気分の乏しい患者さんの中には、繰り返し内科のクリニックや大学病院で検査を受けても異常がなく、時には夜間の急患センターを受診しても異常がなく、症状が出てから何年も経過して、初めて精神科を訪れたという方もおられます。ですから、身体の症状で精密検査を受けても異常がないと言われた時には「うつ病」の可能性を考えてみる必要もあるのです。

ただし、高齢の方では実際に身体の症状があったり、高血圧、糖尿病、慢性の呼吸器疾患、胃潰瘍などで長年治療をされている方も多くいらっしゃいますので、そのために「うつ病」や「うつ状態」による身体症状と判断しにくくなってしまうこともあります。逆に、元気がない、活動的でなくなっているのを「うつ病」、「うつ状態」のためだと安易に考えてしまうことも危険で、うつ病の治療中に活動性に変化が生じた時には、身体面の精査、診察を考える必要もあるかと思います。

図表1●国によるうつ病の症状の違い

	アメリカ	日本
症例数	85	104
男性	11.8%	34.6%
年齢	40.8	44
症状数	4.4	5.4
身体症状	43.7%	64%
身体症状のみ	9.4%	26.9%
精神症状のみ	16.5%	3.8%

出典:Waza,K. et al. Comparison of symptoms in Japanese and American depressed primary care patients. Family Practice, 16(5): 1999, 528-533より改変

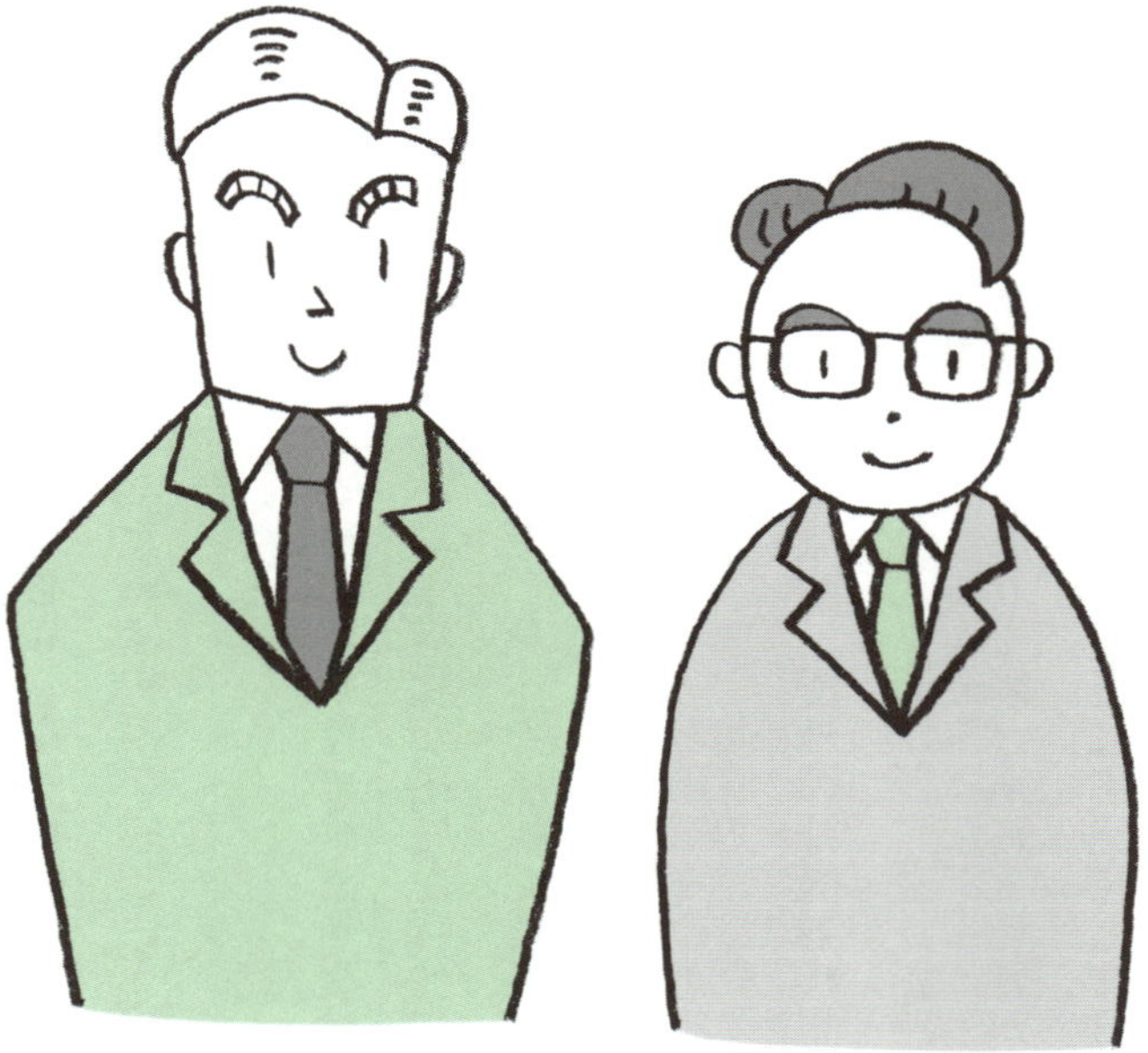

図表2●うつ症状を呈する患者の初診診療科

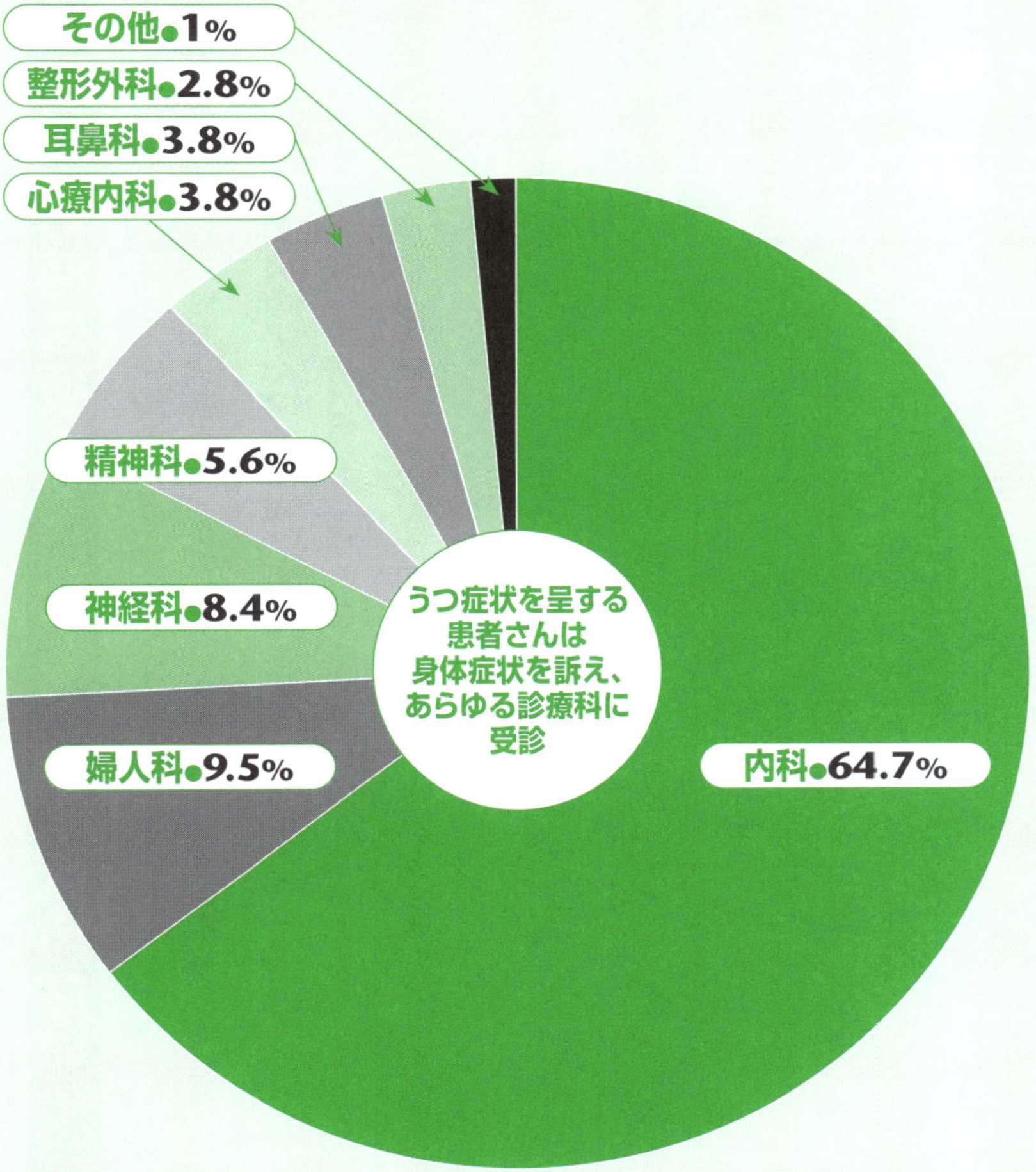

対象:心療内科のプライマリ・ケアにおける初診患者330例のうつ病実態調査。self-rating depression scale(SDS)45以上を示した患者161例の初診診療科

出典:三木 治『心身医学』42(9)2002年、p586

3 うつの時は疲れていてもうまく休めない

うつの時は、疲れて何もできない、休むこともうまくできなくなっているという状態であるというのは、意外と知られていませんが、とても重要なことです。

はたから見ますと、うつ病で何もしていない時は、休んでいるように見えるかもしれませんが、実際にはゆっくり休むことができていないこともあります。うつの時は、うまく行動することも、うまく休むこともできない状態になっていることが多いのです。

うつ状態を自動車にたとえてみますと、遠目には駐車場で止まっているように見える自動車が、実はエンジンがかっていて、アクセルをずーっと踏んでいて、空ぶかしをしている状態といえるでしょう。実際には走行していないのに、自動車はどんどんガソリンを消費してしまっているのです。

うつ状態の時は、何も活動していないように見えても、マイナス思考で考え続けていて、体力や気力をどんどん消費し続けているのです。

診察でも「ゆっくり休んでください」と患者さんにお話しますが、それがなかなかうまくできない状態が、「うつ状態」「うつの症状」といえるでしょう。

4 マイナス思考を防ぐには

うつの時は疲れておっくうで何もできないので、行動量が減ってしまうことが多いのですが、行動量が減った分だけ、悪いほう悪いほうへとマイナス思考の考えすぎが強まってしまう方にも多くお会いします。ですから、無理をしない範囲で行動をとるということも大事なことだと思います。

なかなか行動できない時には、マイナス思考に考えすぎるのを防ぐために、「抗不安薬」というお薬を頓服で使用することが有効なこともあります。お薬で眠気が生じる可能性はありますが、マイナス思考の考えすぎを防ぐのには、眠気があったほうがよいこともあるのです。

診察でご家族から「気分転換に旅行に行くのはどうでしょうか？」と聞かれることがあります。本来、旅行というのは楽しいものです。ですがうつ状態ではそれが楽しむことができません。そればかりか仲間や周囲の方と気持ちを共有できないことで、ますます自分はだめだなと思ってしまうこともあるのです。ご本人が旅行に行ってみたいと希望されている場合でも、思ったよりも楽しめないこともありますので、その場合は早目に切り上げてくださいとアドバイスをしています。

5 神経は疲れていても休めない⁉

診察で、私はよく例え話をするのですが、体の筋肉と神経の違いを、こんな風にお話ししています。「筋肉は疲れると休む機能を持っています。たとえば私たちが全力で走り続けようと思っても、足の筋肉には乳酸という物質が蓄積して、筋肉が動かなくなります。だからどんなに走りつづけようと思っても、全力で走り続けることはできないようになっているのです。しかし、この〝筋肉は疲れると動けなくなってしまう〟という機能のおかげで、心臓や肺、そして筋肉自体も過度の負担を避けることができる仕組みになっているのです。

では神経はどうでしょう？ 神経には残念ながら〝疲れると休む〟という機能がありません。それどころか、神経は疲れている時ほど先々のことや難しいこと、そして重要なことを考えようとしてしまいます。たとえば、将来のことや、自分が生きている意義、価値……。結論が出ないことばかりを悶々と繰り返し考えては、また疲労してしまうといったマイナスの連鎖になってしまいます。この状態が続いてしまっているのが〝うつ状態〟の時なのです。

誰しも、神経が疲れていない時には、楽しいこと、気楽なことを考えることができます。

また、直接自分に関係ないことを気にかけ、楽しみにすることができます。たとえば、お昼ご飯はラーメンにしようか、それともお蕎麦にしようかと悩んだり、今日の相撲中継の結果やプロ野球のひいきのチームの勝敗に一喜一憂することができています。

一方で、うつ状態の時、神経が疲れている時には、楽しいことや気楽なことを考えられなくなり、答えの出ない難しいことや、しんどいことばかりをずっと考え続けてしまいます。解き方のわからないテストの問題を頑張ってずっと考え続けているような時間を過ごしているような状態です。ですから「頑張って！　と励まされるのがつらい」「こんなに頑張っているのに、もっと頑張れというのか……」という気持ちになってしまうことも、わかっていただけるのではないかと思います。

6 うつ病と睡眠障害

うつ病でよくみられる症状に、睡眠障害、つまり「眠れない」という症状があります。「眠れていない」という症状は1番自覚しやすい症状であると思います。ご本人がつらいと感じる症状ですので、病院に行くのをためらっているような場合でも、「眠りの相談に行ってみましょう」という後押しで、受診ができたという方も多くみられます。

「眠れない」というと、ささいなことのように感じるかもしれませんが、実はとても注意すべき症状なのです。うつ病の睡眠障害の特徴には、「一度眠っても真夜中や早朝に目覚めてしまう」「目覚める時にドキドキしたり、息苦しかったり、いやな汗が出る、身体が重たい」というような身体症状を伴うこともよくあります。「眠れない」といっても、実はさまざまな症状が併発していることが多いのです。ですから「眠れないならラジオでも聞いたら?」とか「起きてしまえばいいじゃない?」というようなアドバイスも、ご本人はなかなか実行することができないのです。

そこで、診療では夜にぐっすり眠っていただけるよう、緊張を緩和するような抗うつ薬、抗不安薬、睡眠導入剤を使っていただくことをおすすめするのですが、「薬に依存してしまわないか心配で、使いたくありません」と、希望されない方もいらっしゃいますし、中にはお薬を持って帰っても、実際使わなかったという方もおられます。診察の時には、お薬を使っていただく必要性をなるべく丁寧にお話するように心がけていますが、薬物療法も医師と患者さんが信頼しあえる関係を築くことが治療への一歩となると思います。

7 アルコールは避けるべき

眠れない時に、お薬ではなく、ビールなどのアルコールを使用されるという方もいらっしゃいますが、とても心配です。日本はアルコール飲料に関してはとても寛容な国といえるでしょう。テレビのコマーシャルでは人気のあるタレントさんがビールやウイスキーを宣伝し、街中のコンビニエンスストアでも、気軽に24時間アルコール飲料を購入することができます。「つらいことがあったら一杯飲んでぐっすり寝たらふっとんじゃうよー」などというような表現もよく耳にするのではないでしょうか。しかしながらアルコールには判断力や自制心を低下させてしまう一面もあるため、うつ状態でアルコールを使用することには危険があります。

たとえば酔っぱらった方が駅からの帰り道に路上の看板を蹴飛ばしている姿を見かけたり、道端でお小水をしてしまったり、大声で道の真ん中を何人かで肩を組んで帰っていったり……。これは、その方が日常されていない、普段であれば〝みっともない〟と判断し、行わない行為ではないかと思われます。このようにアルコールには、はめをはずしてしまうという一面があるのです。

この作用がうつ病にかかっている方にでてしまうとどうでしょうか。「気分がすぐれず眠れない」「消えてしまいたい」と思いながらも、いつもは「ここで治療していかなくては」と思い、「消えたい」「死にたい」衝動をふみとどまっているのが、アルコールの影響によって、判断力や自制心が低下してしまい、「死にたい」という気持ちに傾いてしまう危険もあるのです。

特に眠れていない時の深夜や早朝では、誰にも相談することもできずに1人で判断してしまう可能性のある時間帯ですので、眠れないからといって夜、アルコールを使用することは避けるべきです。

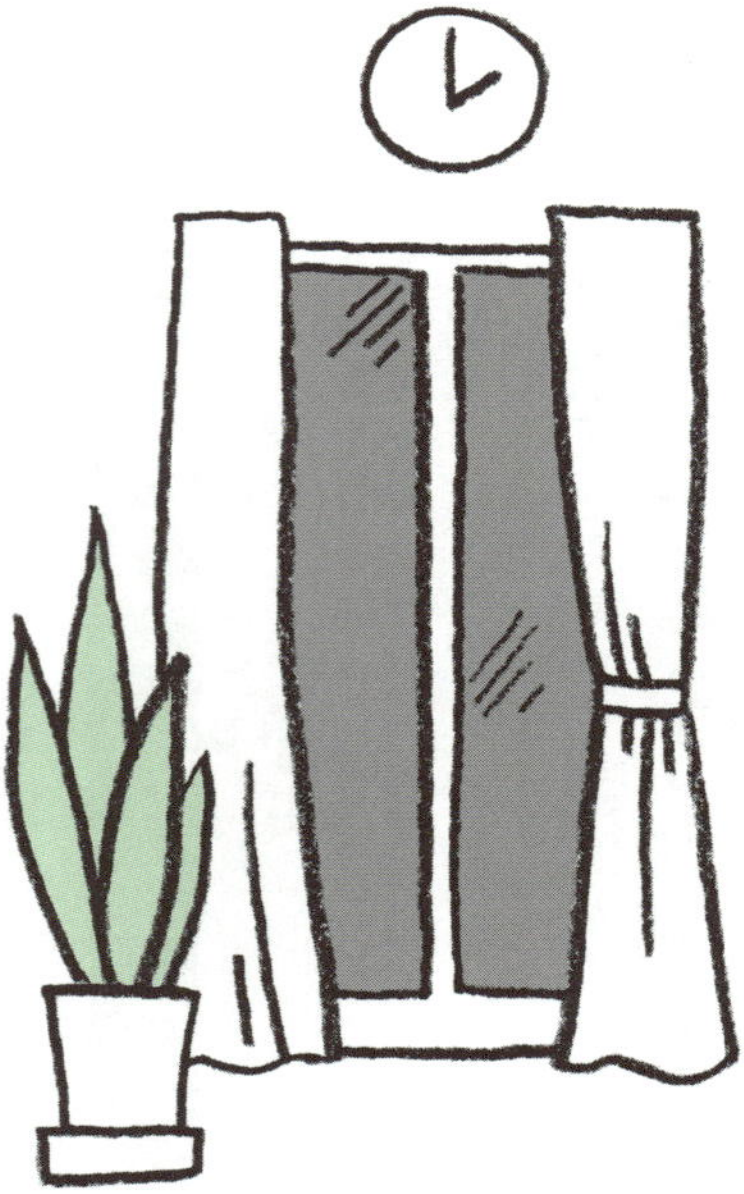

2 どうしてうつ病になるの?

1 ストレスとの上手なつきあい方

うつ病は、特にきっかけなくおこることがありますが、来院される患者さんの多くは何らかの緊張状態、いわゆるストレスがかかってからという方が多いようです。どうしてうつ病になるのか、その原因にストレスが関係しているといわれています。

現在では、日常的に使われている「ストレス」という言葉ですが、もともとは「外側からの圧力で物質に生じるゆがみ、ひずみ」という意味の物理学の用語でした。この用語を、カナダのハンスセリエ博士が医学的に使ったのが始まりといわれています。暑い、寒いという寒暖のストレス、痛みのような身体面でのストレス、さまざまなものをあげることができます。いってみれば、どのようなものもストレスになるといえるでしょう。ですから、ストレスをすべてなくすということはできないのではないでしょうか。

ストレスとは、料理の塩とコショウのようなものかもしれません。塩とコショウが強すぎては、どんな食材も美味しく味わうことはできないでしょう。かといって塩とコショウをまったく使わない料理も味気ないと感じるでしょう。塩とコショウをほどほどに上手く使いこなすように、ストレスとも上手につきあう必要があります。上手なつきあい方としては、自分1人でなんとかしよう、解決しようとしないこと、考えすぎないようにすることだと思います。また、解決できるストレスは、達成感や充実感につながるかもしれません。何も用事がない日が毎日続くよりは、何か無理のない用事が1日に1つくらいあるほうが生活のはりにつながる場合も多いでしょう。

ストレスというものを荷物に例えてみましょう。スーパーマーケットに買い物に行って、じゃがいも、キャベツ、だいこん、牛乳、たまご、ヨーグルト、お米も少し、それからトイレットペーパーも……、と買い物をした時に、1つひとつは持てない重さでなくても、何か持って帰れる、いつもこれぐらいは持って帰っていると考えていても、長い時間持っていると腕が痛くなってしまいます。ストレスは買い物のじゃがいも、キャベツ、だいこんと同じで、1つひとつはたいした重さがない、自分で持っていられる、大丈夫と思えるものであっても、いくつものストレスを長時間かかえているとつらくなってしまうのです。

2 高齢者に特有のストレス

ご高齢になられている方は、ご家族やご友人の死去、別離の経験が増え、老化や病気、それに伴って息子さんや娘さんと同居したり、転居を決断するなど、家族内や地域での変化や役割の喪失を感じる方もいるでしょう。また、仕事を退職し、年金暮らしになることで経済面での不安も当然生じるでしょう。このように、高齢者は現実に何かを失ったり、手放すという体験を多くしていたり、ストレスが慢性的にかかりやすい状況にあります。しかし、1人で考え込んでしまい、何とか対処しようとしてしまうのも高齢者のストレス状況の特徴といえるかもしれません。その理由として、やはり今までにさまざまな苦難や苦境を乗り越えてきているという経験、自信やプライドが邪魔をしてしまうのかもしれません。高齢者は、ストレスをストレスと感じずに、ストレスをかかえてしまう、持ちすぎてしまう傾向があるように思います。

3 ストレスをかかえやすい性格とは

私たち医師は、診察の時に「もともとの性格はどのようでしたか?」とご本人、ご家族にうかがいます。これは、病前性格というものを知りたくてうかがっています。前述した「DSM－5」という診断基準ではふれられていませんが、うつ病の方に多くみられる性格があるのです。それは、「几帳面、まじめ、責任感が強い、完璧主義」といった性格です。学校のテストであれば、90点をとっても喜べない、できなかった10点をくやむような方でしょうか。このような性格の方は、「まあいいか」「なんとかなるよ」といった根拠のない自信を持つことは少なく、計画的で、いろいろな場面を想定して行動して、気にしすぎ、心配しすぎてしまう傾向があり、ストレスをためこみやすい性格といえるでしょう。

また、このような性格を変えるのはけっこう難しいのです。会社、家庭、友人といったどのグループにおいても頼られてしまったり、大事なことをまかされてしまう。そのような役割になってしまっているという方も多く、その役割をはたさなくてはいけない状況になってしまっていることが多いようです。適当にやろうとしても、適当にやることがまた新しいストレスになってしまうということもありますので、なかなか難しいところです。

4 3つの神経伝達物質がカギ

うつ病の時に脳はどうなっているのでしょうか。実はうつ病の時に私たちの身体でどのようなことがおきているのかは完全には解明できていませんが、脳の神経細胞から放出される神経伝達物質が関係しているという仮説が最も支持されています。

脳の神経細胞の働きで感情や思考などさまざまな情報が伝わるのですが、神経細胞の間には、シナプス間隙というすきまがあって、その間を神経伝達物質という物質が一方の神経細胞からもう一方の神経細胞に放出されて情報が伝わるのです。うつ病の場合には、神経伝達物質の「セロトニン」「ノルアドレナリン」「ドパミン」の放出が少なくなったり、神経伝達物質の量の低下が起きているといわれ、その結果さまざまな症状が生じていると考えられています［図表3］。

セロトニン

セロトニンが低下した時に生じやすい状態として、緊張と焦燥があります。一言でいうと「気にしすぎてしまう」、「心配しすぎてしまう」という症状です。気にしすぎ、心配しすぎ

図表3●うつ病の人の脳の神経細胞でおきていること

脳の神経細胞でおきていること

健康な人

受容体に達しない神経伝達物質はトランスポーターから再び取り込まれるが、十分な量があるので問題ない。

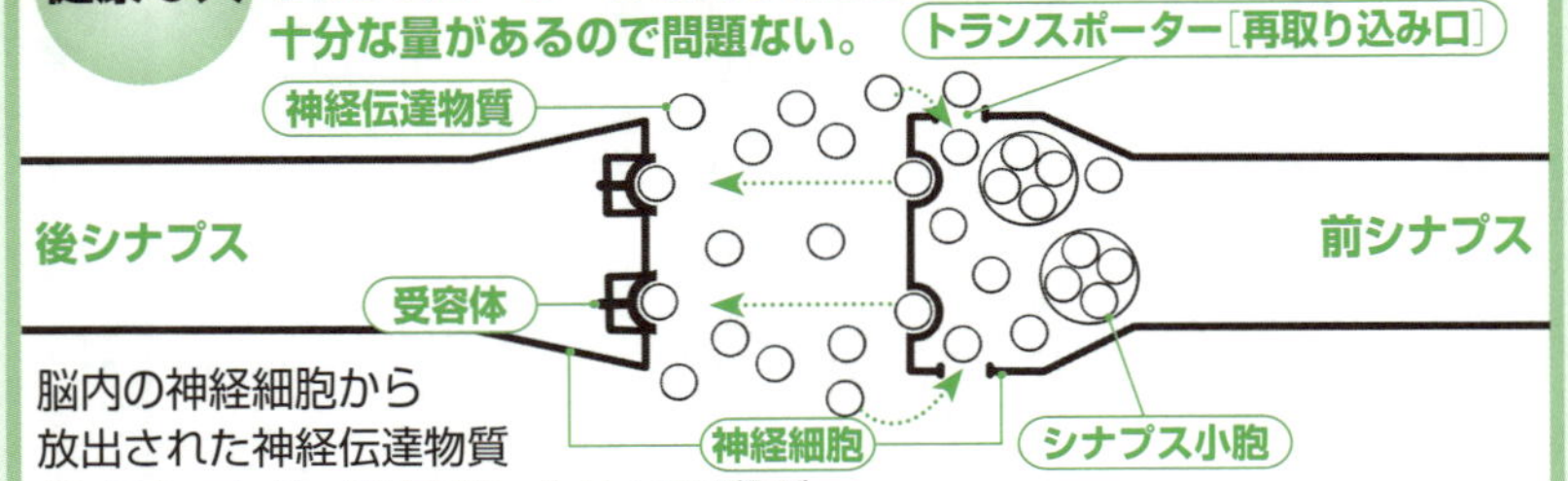

脳内の神経細胞から
放出された神経伝達物質
［セロトニンやノルアドレナリンなど］が、
受け手の神経細胞の受容体に取り込まれることで、さまざまな情報が伝わる。

うつ病の人

放出される神経伝達物質がもともと少ないので、再取り込みされるとますます不足する。

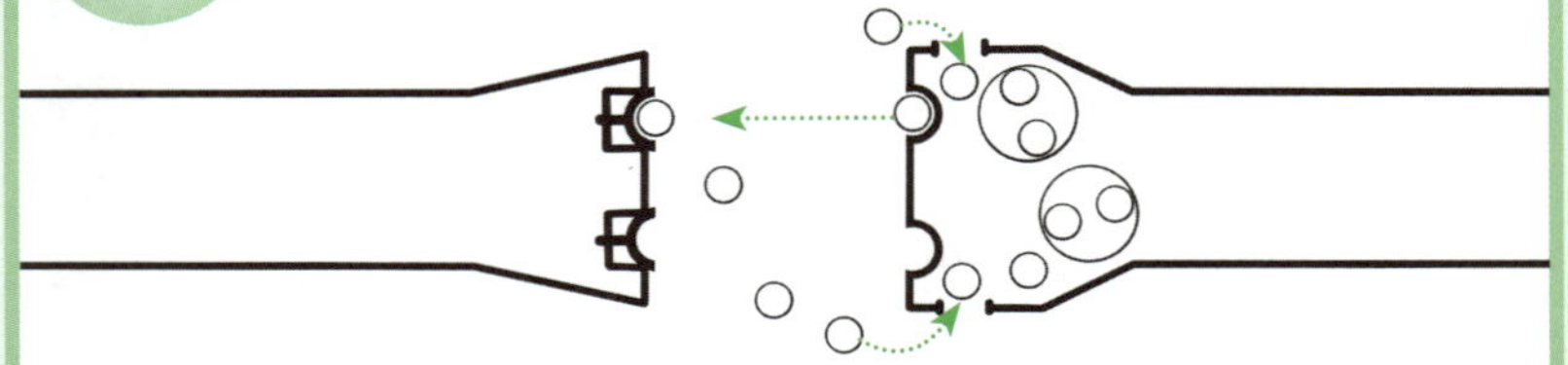

うつ状態の時は、神経細胞の連結部［シナプス間隙］で
神経伝達物質が減少している。

シナプス

2つの神経細胞の連結部のことで、すきま［シナプス間隙］がある。

受容体

神経細胞からシナプス間隙に放出された神経伝達物質が、次の神経細胞に受け取られる部分

出典：「ここが聞きたい！名医にQ」番組制作班、主婦と生活社ライフ・プラス編集部
『うつ病のベストアンサー NHKここが聞きたい！ 名医にQ』主婦と生活社、2011年、p24

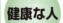

図表4●脳内モノアミン系の低下と臨床症状との関連

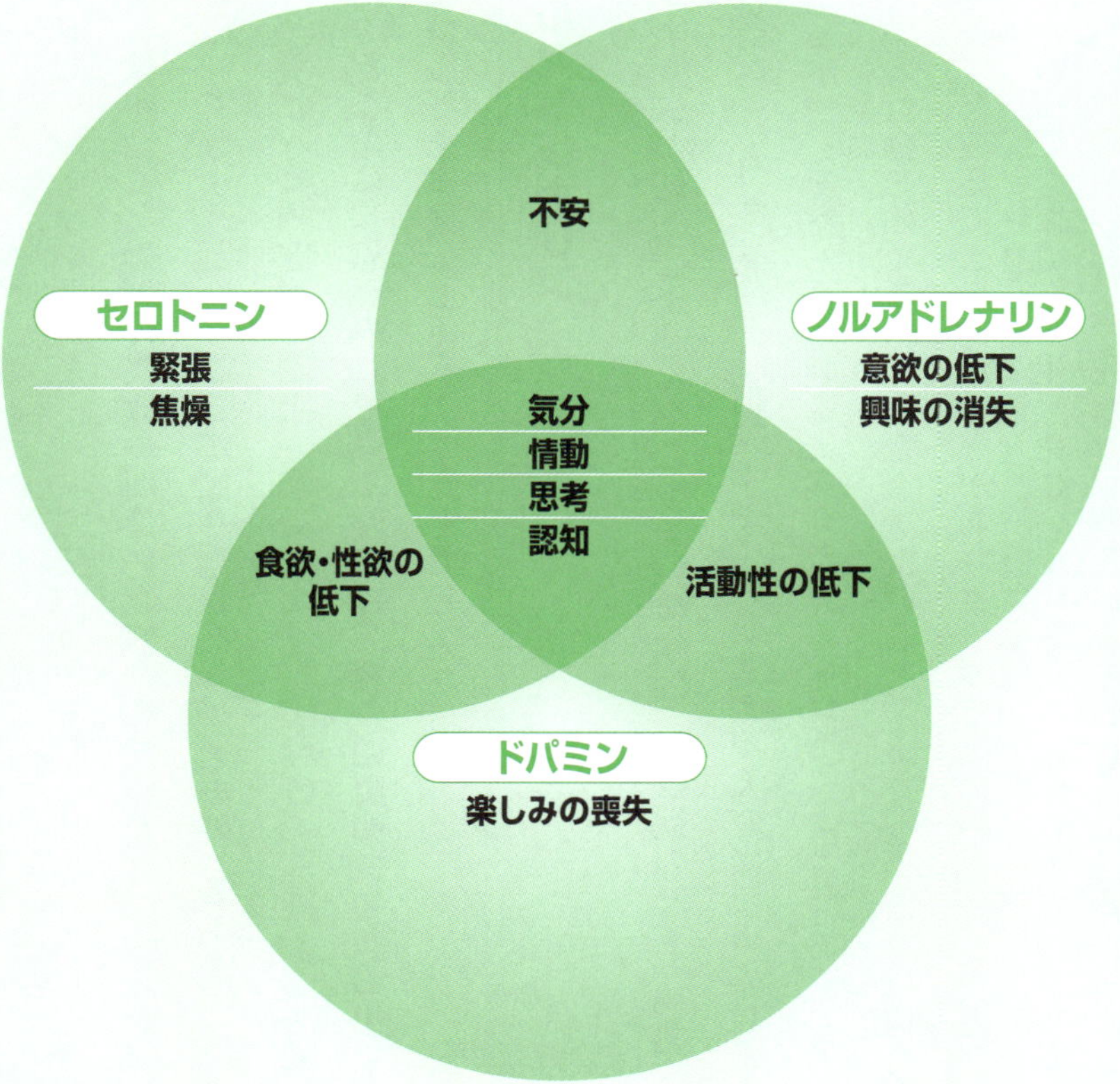

出典:Leonard, B. E. et al. Differential Effects of Antidepressants, Martin Dunitz Ltd, London, 1999, 81-89を一部改変

るとどうなるかというと、不安になりやすくなります。

うつ病の時には、マイナス思考で、悪いことばかりを考えすぎ、気にしすぎるということがでてきます。気がつくと過去の失敗や間違いを悔やんでいたり、つらかったことや、つらい場面を思い出してしまうということが繰り返しあり、過去のことなのに今、現在おきたばかりのような感覚になってしまうことが多いのです。ですから、1つひとつの出来事は数年の間におきたことなのに、思い返している時には、今この瞬間に複数の出来事が同時におきているようなつらさを体験しているといえるでしょう。

ノルアドレナリン

ノルアドレナリンが低下した時に生じやすい症状は、「意欲の低下」「興味の消失」です。「おっくうな感じ」、「今まで当たり前にできていたことが大変になってしまう」、「何気なくできていたことがやっとなんとかできる」という状態です。患者さんから、「具合が悪い時には1つひとつの行動を始めるのが大変だったけれど、よくなった今は何も考えなくても動くことができる」と教えてもらったことがあります。うつ病のおっくう感というのは自転車にたとえると、いつでも坂道を一生懸命こいでいるような感覚で、ペダルをこいでもなかなか前に進んでいかない状態に思えるのですが、うつが回復してくると、なにげなくペダルをこいで自然に前に進んでいるような感覚になるのだそうです。

ドパミン

ドパミンが低下した時に生じやすい症状としては、「楽しみの喪失」です。よくいう気分転換、何か好きなことをしてみるということが思い浮かばなくなります。

なお、それぞれの神経伝達物質が低下するだけではなく、セロトニンとノルアドレナリンが両方低下する、あるいはこれら３つの神経伝達物質が低下するという状態もおこると考えられています。

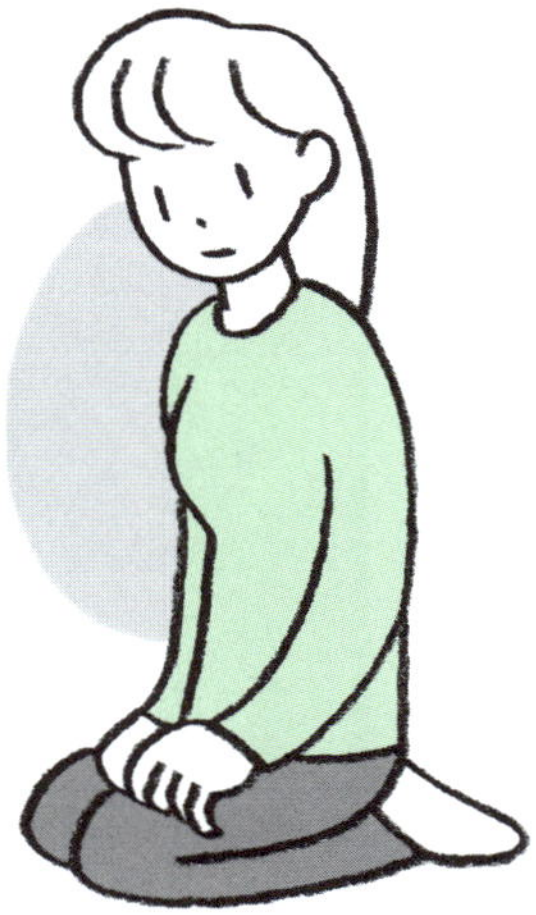

3 うつ病の診断と治療

1 診断基準

うつ病の診察では、医師は「ＤＳＭ－５」という診断基準を用いてうつ病の診断をすると述べてきました。このＤＳＭは平成25年に第４版から第５版に改訂されていますが、うつ病に関しての診断基準の項目に変更はありませんでした。

１つひとつの項目の有無も大事な指標ではありますが、診断基準の項目にはない面接の際のご本人の表情や声の大きさ、しぐさも重要ですし、ご本人をよく知っているご家族から見た様子もとても重要で貴重な情報となります。

というのも、身体の病気であれば、血液検査やレントゲン検査は「いやだな」と思いながらでも検査結果には影響しません。血液検査やレントゲン検査では隠しておきたいことも隠せないでしょう。ところがうつ病の診断、治療では面接でのやりとりが大きな要素を占めています。表情や会話のテンポ、声の大きさも大事ですが、やはり症状やつらさを言っていただかないとわからないことが多いのです。ですから医師との信頼関係や相性も重要といえるでしょう。もちろん、1度の面接ですべてを話しきるということはできないでしょうし、しんどくてつらい状態なのですから、無理せず少しずつつらさを話していく、診察を継続していくということが大切だと思います。

また、診断基準では、「睡眠」「食欲」「疲れやすさ」という項目があります。うつ病ではさまざまな身体の症状が出現することが知られています。

睡眠

睡眠に関しては、「寝つきが悪い(入眠困難)」、「途中で起きてしまう(中途覚醒)」、「朝早く起きてしまう(早朝覚醒)」という状態に分けられており、すべてあてはまるという方もいらっしゃいます。いずれにしても、うつ病の時は、たんに「眠れていない」というだけでなく、つらいことや心配なことを考え続けていて眠れなかったり、眠れていないことがまた心配になってしまったり不安になってしまったりすることが特徴です。起きていても気力、意欲は低下してしまっていることも多く、頭が重たい感じや頭痛、めまい、動悸、息苦しさなどの身体の症状が出ている場合も多いのです。

真夜中に起きてしまってもう一度眠れない時のつらさ、不安には注意が必要です。真夜中、しーんと静かな中で、誰にも相談できずに、悪いことばかり思い浮かんでしまっている状況で、逃げ出したい、楽になりたい、死にたい、と考え実行してしまう。そのような危険がうつ病の不眠にはあります。うつ病の時の不眠はつらい症状、注意すべき症状なのです。

また、寝つきが悪い方ほど早く布団に入ってしまう傾向があるようです。寝つきが悪いから早く眠ろうとされるのですが、むしろ眠れない時間を長く過ごすことになってしまい、不安やあせりが強まり、ますます眠れなくなってしまうのです。睡眠剤を飲む時間が早すぎてしまってもお薬の効果が出にくくなりますし、睡眠剤をまだ眠る支度ができていないうちに飲んでしまい、テレビを観て過ごしてしまうといった状況は、お薬の効果がでにくくなるだけでなく、せん妄「46ページ」という状態になってしまうおそれもあり注意が必要です。

食欲

食欲低下もつらい症状です。1日3回、朝昼夜に、しっかり食べていたのに「食べたいと思えない」、「味を感じない」、「砂をかんでいるようでつらい」というような感覚になることも多く、そのような大変なことを1日に3回も経験しないといけなくなり、食事をすることがストレスになることもあるのです。

うつ病の場合に神経伝達物質の低下が生じているといわれていますが、その中のセロトニンという伝達物質には食事が重要な役割を果たしています。セロトニンは体内でつくることができず、食事に含まれる必須アミノ酸のトリプトファンが体内でセロトニンに変わってできるのです。トリプトファンが多く含まれる食材は、大豆、バナナ、ニンニク、乳製品、魚や肉といったタンパク質です。また、トリプトファンの吸収をよくするには緑黄色野菜がいといわれています。このような食材を使った食事は、特別な食事ということでなく一般的な食事といえるでしょう。しかし、うつ病になると、その食事が十分とれず、セロトニンの原材料が体内に供給されずにいる状態といえます。

また、食欲が低下して何も食べられない状態で家事、料理をする苦痛は大変なものです。食べたい気持ちがないのに、メニューを決めなければならないのです。ご家族に晩ご飯をどうしたらいいか尋ねて、「何でもいいよ」と言われると、さらにどうしていいかわからなくなってしまうこともあります。ですから、うつ病の時には家事を減らす方法として、お弁当や出来合いのお惣菜を買ってきたり、出前をとることも有効です。こうした工夫は、メニューを決めなくていいということに加え、18時までにつくらなくてはいけないと時間に追われなくてもすみますし、お皿やお鍋を洗う手間が省けるという利点もあります。

疲れやすさ

疲れやすさやだるさに関しては、1日の中での変動がある場合があります。一般的には疲れは、朝起きた時には疲れていなくて、日中にさまざまな活動を行い、徐々に疲れがたまっていき、夜には疲れて眠くなるという経過をたどります。ところがうつ病の場合は、まったく逆の場合がみられるのです。朝起きようと思っても疲れていて、だるさが非常に強くて動けなかったのに、夕方から夜にかけてだんだん疲れやだるさがとれてきて、夜寝る前になるとだいぶ動けるようになるという経過をたどるのです。日中の活動は困難なのですが、夜になると少し元気になり活動ができる場合もあり、「仕事や家事ができないのは、なまけやさぼり癖では?」と誤解されてしまうこともあります。

また、回復の過程においては、やらなければならない仕事や家事はできないけれど、気楽にできる趣味のようなことはできるようになるという時期もあります。この時期には周囲からは「さぼっている」、「なまけものだ」という評価をうけてしまい、焦って仕事、家事のペースをあげて疲労して病状がぶりかえしてしまうということもあります。ですから周囲の方がうつ病という病気のことをよく理解していただくことが大切です。このようなことでご本人とご家族の関係が悪化してしまうこともよくあるので、診察にはご家族が同席して、ご家族から見て心配していることや気になっていることを相談する時間を定期的に持つようにするとよいのではと思います。

2 薬物療法と副作用

うつ病の薬物療法

実際の治療では、薬剤により調整する神経伝達物質が異なるため、薬剤を選択して治療を行っていきます。残念ながら、治療の際には、どの神経伝達物質が低下しているかを血液検査などでは測定することはできないため、面接で症状をうかがうことが重要になります。

現在、多く使われているお薬として、セロトニンの調整を主にする選択的セロトニン再取り込み阻害剤(Serotonin Selective Reuptake Inhibitor:SSRI)、セロトニンとノルアドレナリンの調整を主にするセロトニン・ノルアドレナリン再取り込み阻害剤(Serotonin Noradorenarin Reuptake Inhibitor:SNRI)があります。

日本で認可されているSSRIは、フルボキサミン、パロキセチン、セルトラリン、エスシタロプラムというものです。SSRIとひとくくりで紹介されることが多い薬剤ですが、それぞれの薬剤で、細かな作用が異なります。SNRIは、ミルナシプラン、デュロキセチンが日本で使用できます。この他にも、セロトニンやノルアドレナリンに作用する薬剤は多数あります。いずれの薬剤も、統計的にみると、治療効果には大きな差はありません。

薬物療法の副作用

図表5に主な副作用もあげました。これをみて「こんなに副作用が出るのでは、怖くて飲めないな」と感じる方もおられると思います。薬剤に効果がある場合、期待した効果が作用であり、期待していない効果が副作用なのです。ですから、どの薬剤でも不快な感覚が生じ

主な副作用

- 胃もたれ、吐き気の胃腸障害が内服開始当初でやすい
- 性欲低下、体重増加が出ることがある

- 排尿困難が起こることがある
- 胃もたれ、吐き気の胃腸障害が内服開始当初出やすい

- 口の渇き、便秘、排尿困難、複視、立ちくらみ、不整脈、眠気、だるさが出ることがある

- 三環系と同様の副作用がみられるが、三環系よりは軽度

- 眠気、だるさ、口の渇きが出ることがある
- 食欲がでて体重増加することがある

図表5●主な抗うつ薬

分類名	一般［成分］名		特徴
SSRI［選択的セロトニン再取り込み阻害薬］	フルボキサミン パロキセチン セルトラリン エスシタロプラム		●セロトニンの再取り込みを選択的に阻害 ●気にしすぎ、心配しすぎの改善作用 ●徐々に増量、徐々に減量を要する
SNRI［セロトニン・ノルアドレナリン再取り込み阻害薬］	ミルナシプラン デュロキセチン		●セロトニンとノルアドレナリンの再取り込みを選択的に阻害 ●意欲低下の改善作用 ●痛みに対する効果も報告
三環系抗うつ薬	第1世代	アミトリプチリン イミプラミン クロミプラミン トリミプラミン ノルトリプチリン	●セロトニンとノルアドレナリンの取り込みを阻害 ●他の神経伝達物質にも作用し、副作用がおこりやすい ●薬価が安い
	第2世代	アモキサピン ドスレピン ロフェプラミン	
四環系抗うつ薬	マプロチリン ミアンセリン セチプチリン		●ノルアドレナリンに作用 ●薬価が安い
NaSSA［ノルアドレナリン作動性・特異的セロトニン作動性抗うつ薬］	ミルタザピン		●セロトニンとノルアドレナリンの両方に作用 ●胃腸障害が出にくく食欲が出ることがある ●不眠の改善効果

る可能性はありますが、個人差があり、必ず出るわけではありません。また使用する薬剤の量を減らすことで症状がおさまる場合もあります。副作用の中には、胃薬、整腸剤、緩下剤、漢方薬を併用することで治まることもありますので、診察でよく相談していくことが大切です。

3 薬の効果はすぐに出ない

うつ病の薬は、治療効果が出るまで数週間かかることが多く、継続して使用することが重要です。1日だけ我慢して飲めばいいというようにはいきませんので、ご本人にとって不快な副作用が少ない薬剤を選択することが重要といえるでしょう。

うつ病の薬物療法は継続することが重要なのですが、最初の1か月で42％、90日以内に72％が治療を中断したという報告もあります[2]。

また、医師から薬の服用を継続する期間をあらかじめきちんと説明を受けた患者さんのほうが治療の継続率が高いという報告もされています[3]。よく診察室でも、「薬がないと生きていけなくなってしまったら嫌です。薬物依存になるんじゃないか心配です」ということを言われます。そのような時には「薬をやめる時は、2週間に半錠ずつぐらいのペースでゆっくり減らしていきます」「薬の使用期間はおおむね1年ぐらい使っていただく方が多いです」といったおおまかな計画をお示しすることで、安心して使用していただけるのではないかと思います。風邪薬はよくなったらすぐにやめますが、うつ病の薬物療法は、急な中断は避けるべきで、診察でよく話し合いながら継続していくことが重要なのです。

カウンセリングも併用

お薬を飲むということに比べると、カウンセリングというのは抵抗感が少ない方が多いようです。カウンセリングは、もちろんよい治療法ではあるのですが、うつ症状のつらい時は、悪いほう悪いほうに考えてしまうことが多く、またカウンセリングの時間内にすっきり考えが一区切りできるかということも、うつ症状のつらい時期は難しいように思います。ですから、治療開始はまずは薬物療法から開始して病状がある程度おさまってから、カウンセリングを併用していくということをおすすめしています。

4 高齢者のうつ病の特徴

1 高齢者を取り巻く環境はストレスフル

高齢者といっても20年、30年前と現在の高齢者のおかれている環境は社会状況の変化とともに大きく変わっています。現在の都市部では、多くの方はマンションに住んでいます。1戸建てであれば両親との同居を考えた時に空き部屋を両親の部屋にしたり、増築改築をすることも可能でしたが、マンション住まいとなると間取りや部屋数にも限りがあり、増築や改築は望めませんから、物理的に同居はできず高齢者だけで住む状況を続けざるをえません。隠居生活にはほど遠く、買い物、掃除、洗濯、食事、病院への通院を自分ですべてやらなければいけません。また、ご夫婦であれば、お互いに助け合っていいという面もあるかもしれませんが、一方で高齢の方が高齢の方を介護するような、いわゆる老々介護の問題も生じています。現在の長寿社会はとても喜ばしいことではありますが、社会保障の面で十分な体制ができているかというと、今の日本の現状では不十分といわざるをえず、退職後の生活への不安が強くなります。また、加齢とともに高血圧、糖尿病といった内科の病気、腰痛や膝の痛みなど整形外科の病気、白内障や緑内障などの眼科の病気、歯や聴力の問題など身体の病気に悩むことも増えることでしょう。

また、高齢となり頼られ、相談される存在になっていて、自分の悩みは打ち明けられず、周囲の方から頼られるばかりということも多いようです。「心配事や悩み事があっても、今まで相談をしていた年長者は他界してしまった」「愚痴を言い合っていた友人も高齢となり、会う機会もなくなった」。また「わざわざ会ってまで話さなくてもいいか」と考え疎遠になってしまったり、「仕事や子育てで忙しそうにしている子どもたちには心配かけたくない」という気遣いであったり、「弱みはみせたくない」という気持ちもあり、自分1人で悩みを抱えてしまう状況になりやすいといえます。

ご主人がご自宅でお仕事をされていたという方以外は、ご主人の退職を機に生活リズムが大幅にかわるでしょう。多くのご夫婦は結婚当初はご主人は仕事に追われる毎日で、やがて子どもを授かり、育児中心の生活となり、子どもも含めた生活が長く続き、ご夫婦2人で日中を長く過ごす生活はほとんど経験がなかったという方も多く、生活リズムの変化に戸惑うことは男性だけではなく女性にもみられます。よくご主人が退職された後の生活でこのような生活の変化をうかがいます。「主人が退職して、1日中家にいるようになりました。そうすると今までの朝からの掃除、洗濯、買い物といった生活のリズムがすっかりくずされてしまったんです。今まではお昼ごはんの用意も、前日のおかずの残りや朝ごはんの余り物で簡単にすませていたのに、朝ごはんの片づけをしていると「今日の昼ごはん、何?」と夫に尋ねられるのも、日々のストレスです……」といった生活の変化です。このような状況であれば、ご夫婦であっても長年の生活のペースはある程度尊重していくような生活、具体的にはたとえば週に一度はお互いに昼ごはんはそれぞれですませるようにしてみるといった生活のペースがストレスの軽減になるかもしれません。

2 ゆううつな気分が目立たない

高齢者のうつ病の特徴としては、ゆううつな気分が目立たない、ということがいえます。特に面接では、気分の落ち込みや不安をうかがっても積極的におっしゃる方は少ないです。「もう年だからねー」とご本人もご家族もとらえていて、仕方がないこととあきらめている方や、身体の不調のせいだからと思われていることも多いようです。めまい、胸がどきどきする、手のしびれが続いて、耳鼻咽喉科、内科、総合病院の循環器内科、整形外科、脳神経外科で精密検査を受けても異常がないとのことで、私の診療所に来られた患者さんが思い浮かびます。ゆううつな気分は自覚されているものの、ご自身としては身体の調子が悪いから、気分もよくない、「どこの病院に行けば病気をみつけてくれるでしょうか」と繰り返し尋ねられていました。幸いお薬の効果がでて、すっかり身体の症状が改善し、ご本人から感謝され、とても喜んでいただいたことが思い出されます。

3 身体の病気にも配慮する

身体の病気とうつ病が合併すると身体の病状によくないという報告もあります。**図表6**は脳卒中にかかった患者さんたちを10年間追跡したところ、うつ病を併発した患者さんのグループの方がうつ病を併発しなかった患者さんのグループに比べてお亡くなりになった方が多かったという結果を示しています。ですから、うつ病の治療を行うということは身体の病状経過にも関係する重要な治療なのです。

また、「脳卒中後うつ」という病態もあります。脳卒中の後に自宅療養を開始した頃からうつ気分が目立ってくることも知られていますが、脳卒中を起こしてから7日から10日で4

図表6●脳卒中後のうつ病の有無による生存率［海外データ］

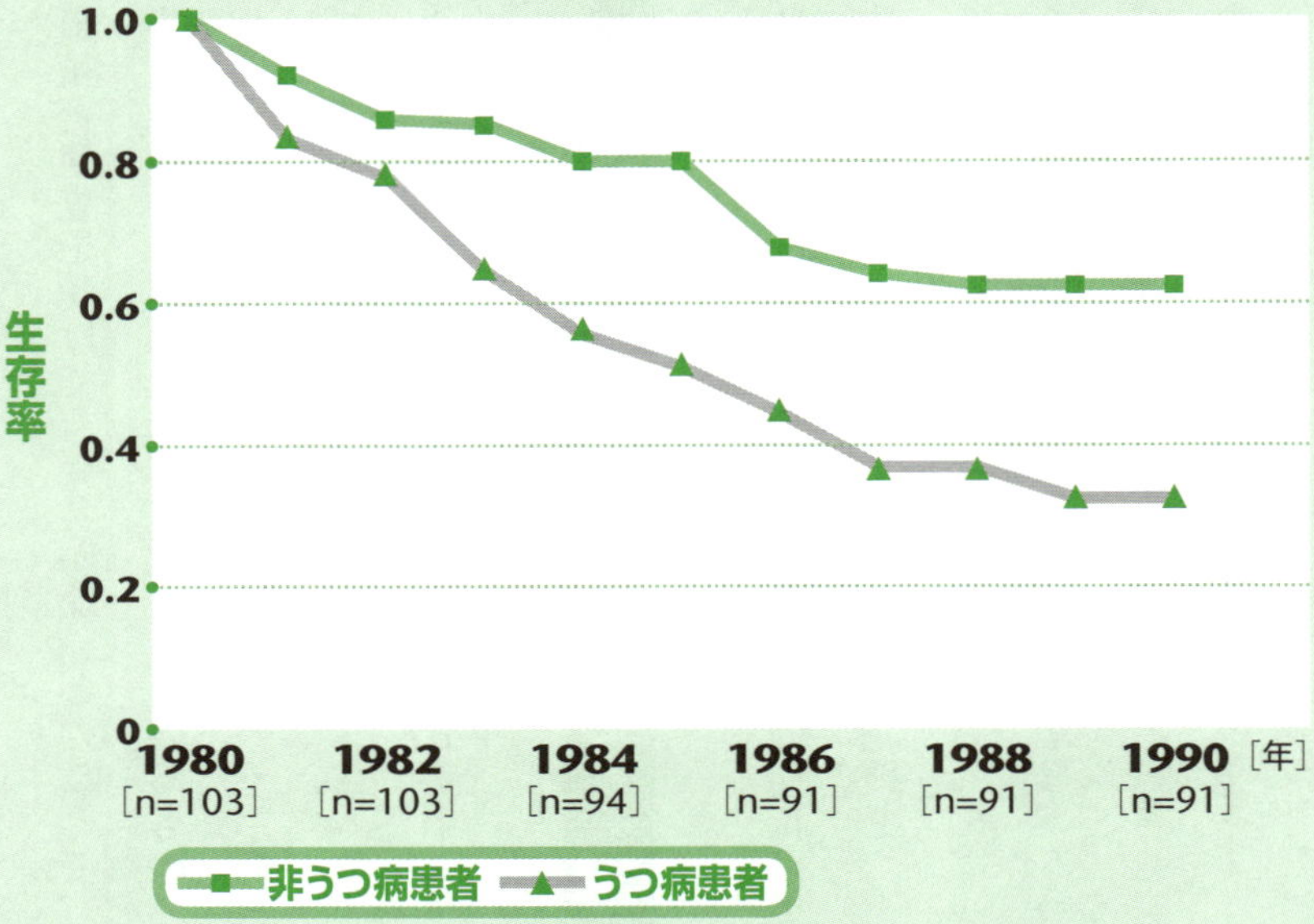

試験概要

対象●

1979〜1981年に血栓塞栓性脳梗塞または
脳内出血で大学病院に入院してきた患者103例。うち追跡可能であった91例。

方法●

DSM-Ⅲの診断基準や構造化された精神状態の診断方法を用い、
脳卒中発症のおよそ2週後に大うつ病性障害もしくは
気分変調性障害と診断されていた患者91例を追跡調査し死亡率を検討した。

試験の限界●

対象例の中には自殺はなかったが、
本試験においては対象例の死因に関するデータが不足しているため、
うつ病と死因との関連は断定しかねた。

出典：Morris,P.L. et al. : Am. J. Psyciatry, 150(1), 1993, 124

人に1人はうつ病の状態であったというアメリカの報告もあります。脳卒中の後のうつ状態を、病気の後だから仕方がないと放置してしまうと、リハビリに対する意欲が低下しADLの回復が遅れてしまうこともあるでしょう。一方で、脳卒中の後のうつ状態を適切に治療することで**図表7**に示されているように生命予後を改善するということも知られています。

病気にかかった後には、「ゆううつな気分、元気がない状態になっていないか」、「悲観的な発言が聞かれていないか」ということに気を配り、注意深く見守りながら、周囲の方々は、「病気にかかったのだから仕方がないのだろう」とすぐに考えてしまわずに、うつ病の可能性も考え、専門家に診察をしてもらうということがとても大切なのです。

4 認知症との鑑別は難しい

ご高齢になってくると、多くの方が心配される精神の病気に「認知症」があります。実は、「認知症」と「うつ病やうつ状態」との鑑別はとても難しいのです。鑑別といっても、実際には認知症の方でもうつ状態を併発される方もいらっしゃいます。また、最近の報告ではうつ状態が先行して時間が経ってから認知症が明らかになるということもあり、うつ状態は認知症になる危険因子ともいわれています。

図表7●抗うつ薬治療による生存率の改善

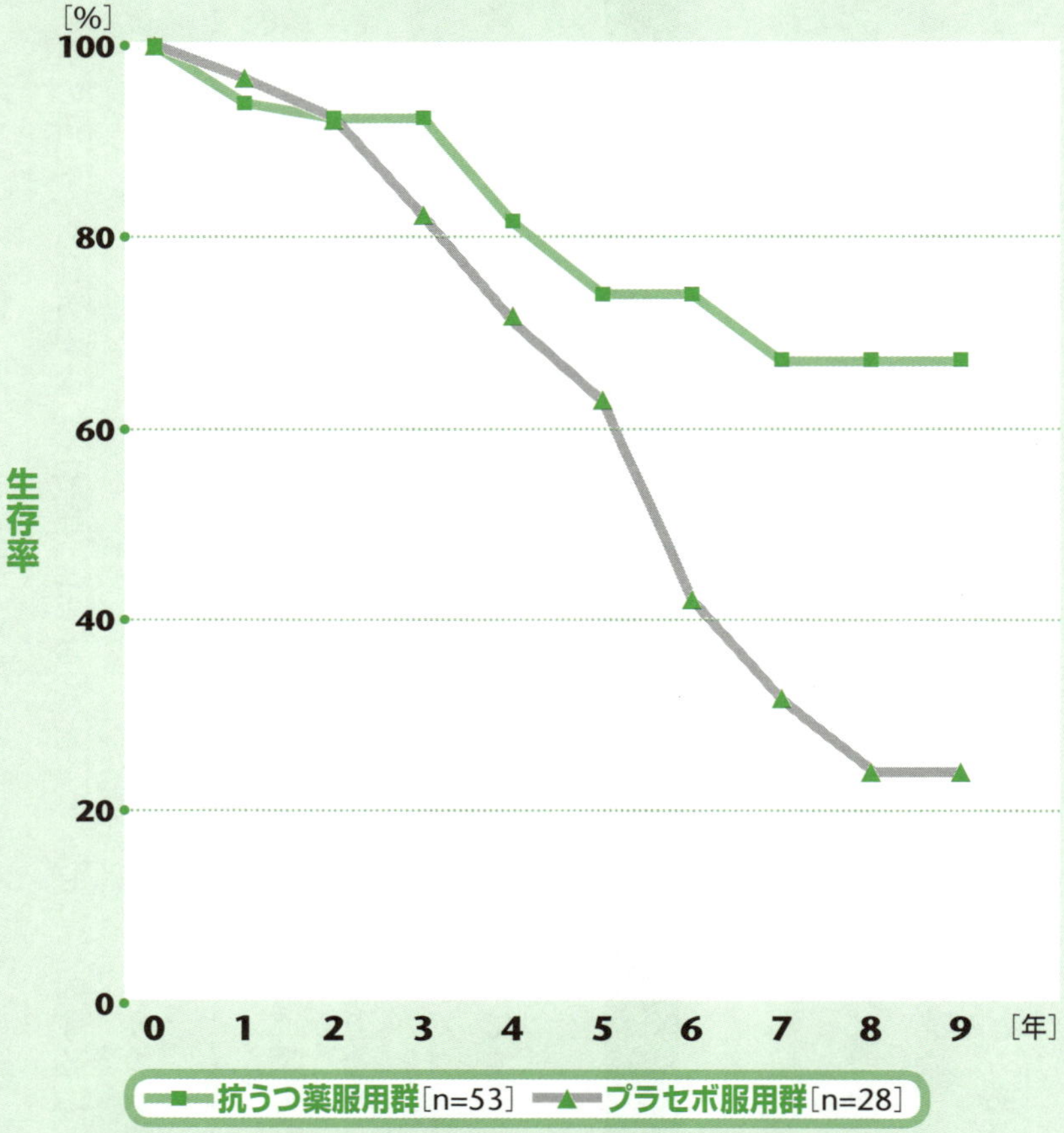

＊p=0.004[Kaplan-Meier survival analysis,and log-rank test]

出典：木村真人『日本神経救急学会雑誌』24(3)2012,p71－p77
Jorge R E, et al.『Am. J. Psychiatry, 160(10)』2003, 1823－1829より引用

私の診療所でも、もともとうつ病で通院されていた方で、ご家族からの情報で健忘症状がでていることがわかり、診断を変更して介護サービスを利用するようになり、治療を継続している方もいます。この方はうつ病のほうはかなりよくなっていて、ご家族からのお話をうかがうまで私は気がつくことができず、診断することの難しさを改めて感じました。

また、「レビー小体型認知症」ではもの忘れの症状が目立たずにうつ状態が初めに生じることもあるといわれています。ご高齢の方の診察においては、絶えず「うつ状態」と「認知症」の2つを念頭におきながら注意深く経過をおう必要があります。

また、うつ状態の治療に使用する薬剤の影響で集中力が低下し、もの忘れが生じる可能性があるということも、診断を難しくさせる一因になっています。ただし、もの忘れを心配するあまり、勝手にお薬をやめてしまうのは危険です。中には「お薬を飲んでないと担当の医師に言えなかった」とお薬を止めていることを隠してしまう方もいらっしゃいます。担当の医師に申し訳ないという気持ちで言えないのですが、医師のほうは、病状がよくならない場合、効果がでなかった薬剤があれば、薬の量を増やすか、違う作用の薬剤に変更するということを考えてしまう場合もあります。飲みたくない、あるいは飲んでないお薬がある場合、そのことをきちんと医師に伝えるということは、治療上とても重要です。どうしても医師に言いづらい場合は、調剤してもらっている薬局の薬剤師に相談してもいいと思います。

5 気分の訴えより身体の訴えが多い

高齢者の方は、気分の訴えより身体の訴えを多くされる傾向があります。「夜眠れない」、「食欲がない」という症状は高齢者に限らずみられますが、この2点をお困りになって通院されている方は多いです。うつ病というと「気持ちが弱い人がなる病気だ」と誤解していて、今の自分の状態は気の持ち方次第でなんともないから病院にいく必要はないのだと治療を拒否される方もおられます。そんな時には、夜眠れているかどうか、食欲は低下していないかを確認して、「夜ぐっすり寝れていないのが続くのは心配だから相談にいかない？」とすすめていただくことがよいかと思います。

6 精神科を受診することへの抵抗感

うつ病の治療は精神科、心療内科で行う治療ですが、受診をためらう方もおられます。現在、精神科、心療内科は都市部の大きな駅、いわゆるターミナル駅に多くみられています。私の診療所の最寄駅には精神科クリニックは7軒あります。20年、30年前にはなかった光景だったと思います。以前は精神科、心療内科の診療所は街中にあまりなく、受診への敷居も高いと思われる方も多いかもしれません。ご本人が受診をためらう場合は、ご家族からすすめると怒ってしまう方もいるので、かかりつけの医師からすすめていただくとよいでしょう。その際も精神科とあえて言わず、「睡眠の治療を専門にしている医者を知っているから紹介しましょう」とか、「私から紹介されたといって電話してみてください」というような言い回しをかかりつけの先生にあらかじめお願いしておくと抵抗感なく受診できるかもしれません。かかりつけの医療機関がない場合は、お住まいの地域の役所の中に精神科に関しての専門知識をもっている保健師さんや精神保健福祉士さんが勤務されていますので、受診までの相談にのってもらうこともできます。

また、ご家族がご本人のことを心配してしまい、不安で仕方がないという場合は、たとえば、まずはご家族が精神科、心療内科を受診し、担当の医師と相談したうえで、2回目はご本人は患者さんとしてではなく、ご家族の付き添いという形で診察室に一緒に入ってもらい、医師のほうから少しずつ受診をすすめてもらうという方法もあるかもしれません。

5 うつ病の人が心地よく生活するために

ご家族として1番大事なことは治療を続けることを助けていただくことです。そのためには、うつ病の一般的な治療の経過を知っていただくことが大切です。笠原嘉先生が作成されたうつ病の治療経過の図をみてみましょう【図表8】。

1 初期の治療をサポートする

うつ病の治療経過では、まず「イライラ」「不安」の回復をはかります。イライラや不安は、それらを和らげる抗不安薬や抗うつ薬、睡眠薬の使用で改善が期待できます。ご家族からみると、ゆううつそうで心配して病院に連れて行って元気になるお薬をもらったはずが、むしろ、うとうととして眠そうにしている時間が増えてしまっているとみえるかもしれません。ただ、うつ病の時には、行動も休養も上手くできない状態になっていることが多く、何も考

図表8●うつ病の経過予想図

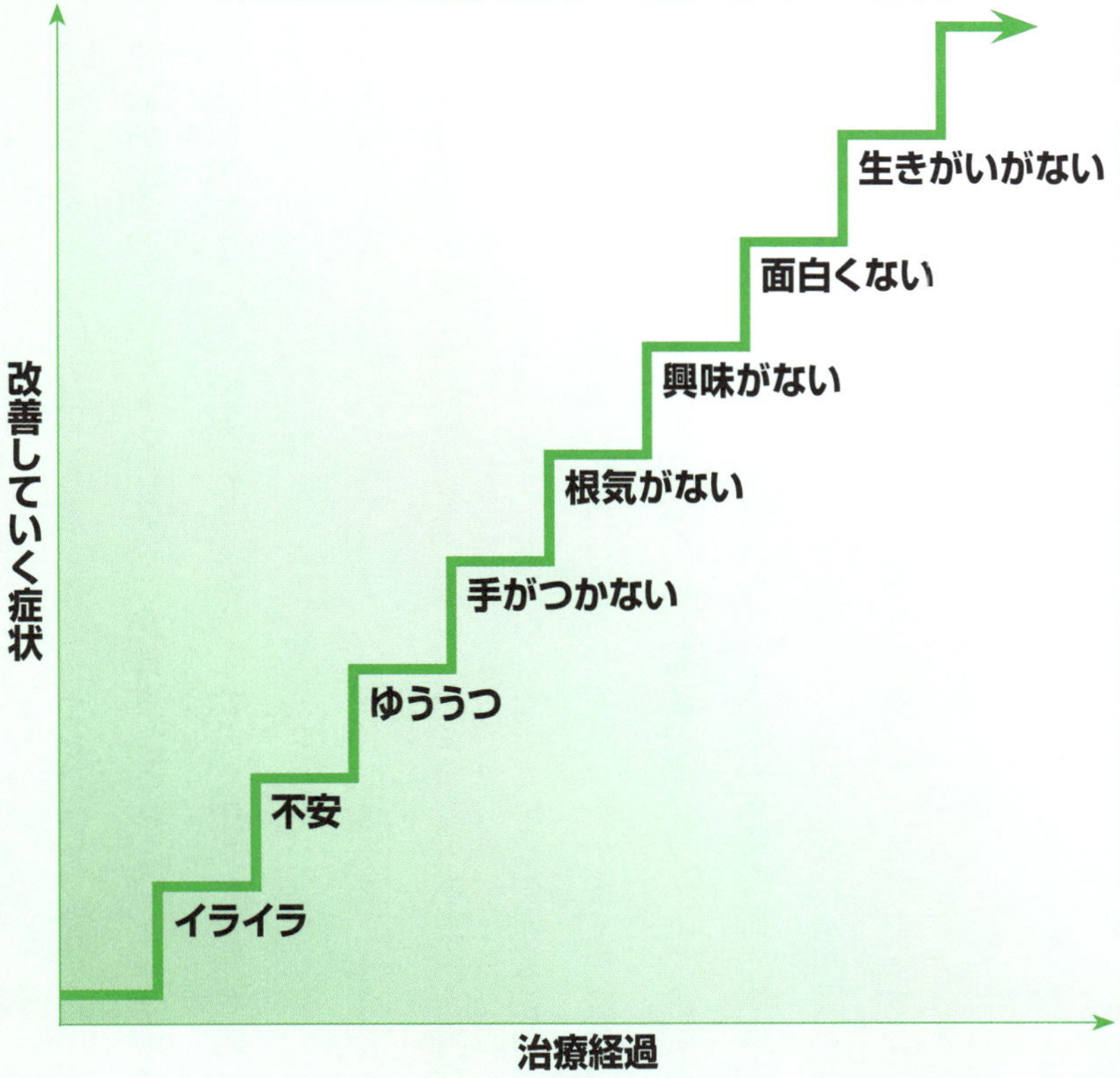

出典：笠原嘉『うつ病臨床のエッセンス』みすず書房、2009年、p158を一部改変

えないようにしても、気がつくと、過去の失敗、後悔を延々と考え続けていることが多いのです。ですから多少の眠気は、考えすぎてしまっているよりは、休養がとれていいのです。ただし眠気が強すぎて立ち上がれないとか食事がとれないというのは、お薬が効きすぎてしまっている状態ですので、お薬の量を減らしたり、中止や変更するということが必要になると思います。

お薬の作用には個人差がありますので、なるべく通院は1週間ごとに、ご家族と一緒に受診していただき、医師との信頼関係を築くのがよいと思います。当初の1か月ぐらいで睡眠の改善とイライラや不安の軽減をお薬ではかる、というのが最初の治療の段階です。

また、イライラや不安が強い時の行動としては、わがままや自己中心的な行動にみえることがあります。この状況を理解するのに、**図表9**のイラストで説明をしています。たとえば、「わがまま、自己中心的な行動」を岩に、AとBの横線を湖の水面であると考えてみましょう。うつ病でない健康的な状態ではAのラインまで十分に水が満たされていて水面からみえる岩は目立ちません。うつ病で不安が強い状態では、湖がかれて水面がBのラインまで下がってしまって大きな岩「わがまま、自己中心的な行動」があらわれます。このように、周囲からはわがままになったと感じられる行動も病気の影響であることが多くあります。ただ、わがまま、自己中心的な行動は、ご本人から診察の際に医師に話すことは少ないので、ご家

図表9●わがまま、自己中心的にみえる行動のイメージ

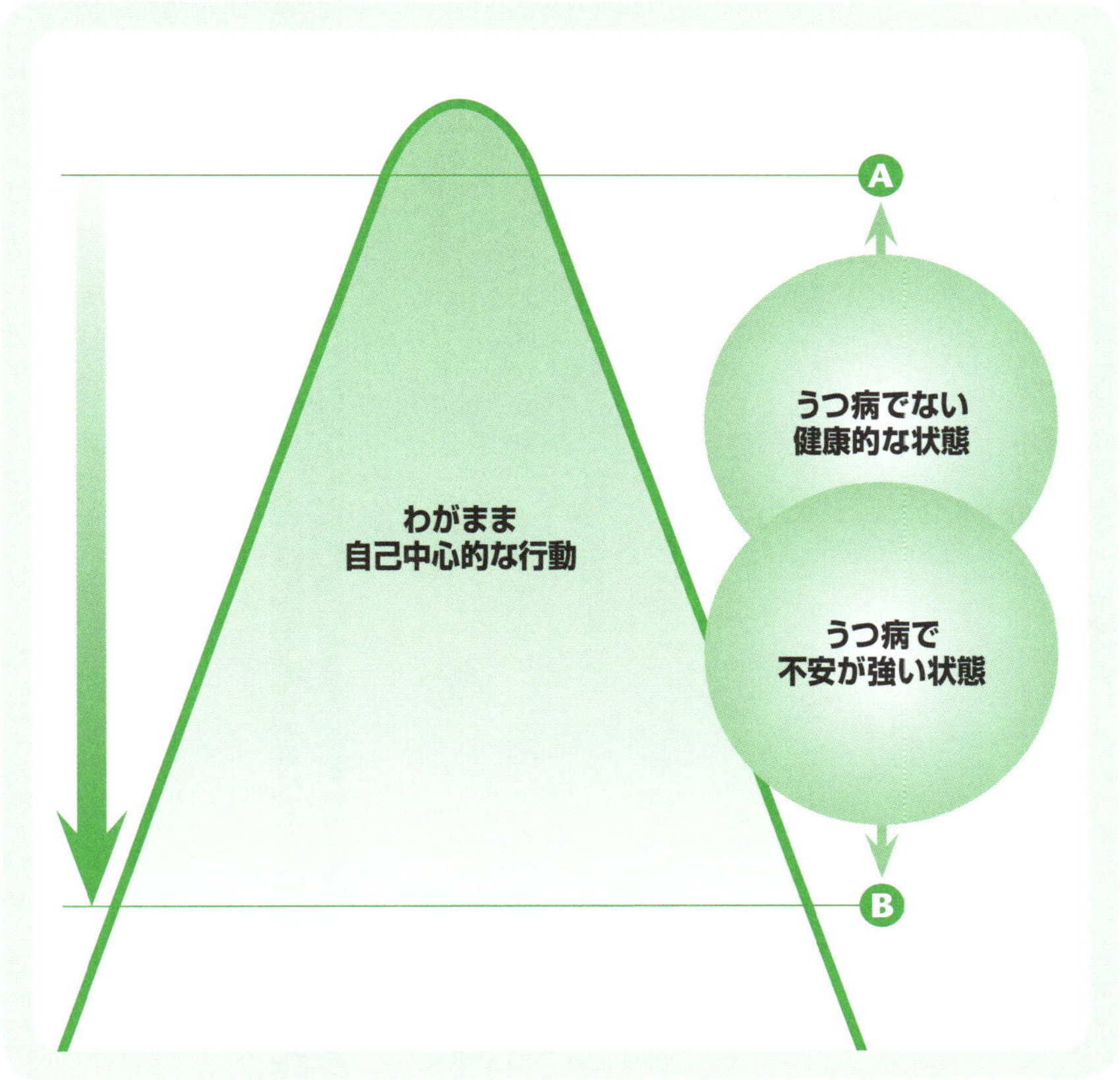

族から医師のほうに、気がついたこととしてお伝えいただくとよいでしょう。ご本人の前では伝えにくいという場合は、メモ紙に書いて「診察前に先生にお読みいただきたい」と受付の方に渡してください。

2 中期の治療をサポートする

次の治療の段階は、「ゆううつ」「手がつかない」「根気がない」という治療の段階です。この段階の治療には時間がかかり、ご本人、ご家族ともに疲労がたまることが多いです。何かやろうとしても、おっくうで行動に移せない、1日ごろごろ過ごしてしまうという状態です。診察で相談すると、医師からは無理のない範囲で好きなことをしましょうと言われますが、好きなこともやる気がしません。ご家族が少しは外に出てみたらと本人にすすめると、返事はするものの行動に移せません。ご本人も思うように活動できずにつらい思いをされていますが、ご家族も意見を取り入れてもらえない気がして無力感を感じやすいです。この時期は、診察の間隔も1か月に1度ぐらいになることが多いですが、ご家族からみたご本人の様子を伝えて、お薬の調整や生活面のアドバイスをもらうことも有効です。

生活面を一緒に考えていく場合は、2週間に1度ぐらいの受診間隔のほうが相談しやすいように思います。また生活のリズムの様子は1日の生活の流れを記載した表を診察の際に医師にみせることで状況をスムーズに伝えられると思います。具体的には、起床時間、就寝時間、食事の時間、服薬の時間だけでもおおいに参考になります。後から振り返ることができるようにノートを作って、記入を継続していくのがよいと思います。

3 介護者の健康管理も大切

ご家族の対応の基本は、患者さんご本人に寄り添う、治療に協力していくということです。ご家族が治療者のような立場になって相談に乗っていくと、ご家族も疲労していってしまうことがあります。疲労すると、ご家族もマイナス思考になり、「自分の対応がよくないのでは」「自分が側にいないほうがいいのでは」と考えてしまうということもあります。この時期は、ご本人とご家族、ともに焦らない、あきらめないという気持ちが重要です。

また、治療の経過では、1番悪い状態、治療をしていない段階の「イライラして不安、眠れない」という症状がぶり返すこともあります。患者さんはイライラして不安そうで、マイナス思考の訴えを繰り返し、活動力は低く1日横になって過ごすという状態です。このような状況で、ご家族が24時間365日、寄り添って過ごすというのは、かなりエネルギーを消耗することでしょう。私自身、知り合いの治療をしたことがありますが、もともと知っている方であればあるほど、治療は難しく感じます。治療がいきづまってしまうような時には、数週間程度の静養入院をするという方法もあります。今まで精神科の入院治療というと、興奮しているような患者さんの治療というイメージをお持ちの方もいらっしゃるかもしれませんが、この数年間で、ストレスケア病棟といった病棟を新設している精神科の病院が増えています。だいたいの病院は、満床のためすぐには入院できませんが、予約をしておき病院から連絡をもらってその病院の外来を受診し、病院の医師の判断で入院となります。相談してすぐに入院ということは難しいことが多いので、ご家族が疲労を感じ始めたら、早めに医師に相談をしてみるといいと思います。

4 回復期をサポートする

なかなか回復しなかった「ゆううつ」「手がつかない」「根気がない」が回復すると、次の治療の段階は「興味がない」「面白くない」「生きがいがない」という感覚の回復になります。この時期はおっくう感がとれて、行動ができることで、達成感や充実感を味わうことができるようになるのです。

ただし、１００％の状態ではないので、思ったほど上手く行動できなかったり、疲れてしまったりすると思います。できることにもばらつきがあることが多いです。気楽にできることと、自分がやりたいことからできるようになり、やらなければならないことはなかなか手がつかないということも多いですが、気楽にできること、自分のやりたいことからできるようになっていけばよいと思います。回復期は無理をしがちですが、けがをした時の回復と同じように、できることからゆっくりリハビリしていくような気持ちで回復していくことがよいと思います。

この時期は、支えているご家族と患者さんご本人との間のギャップが意外と大きい時期でもあります。周囲の方は、１番しんどい大変な時と比べたら回復しているので「もう大丈夫だね」とご本人に言います。しかし、言われた本人は１番調子のいい時に比べるとまだ回復していないと感じているので、自分のことをわかってもらえていないと考えたり、「早く元のように頑張らないと！」と焦ってしまい、最初の段階の症状、「イライラして不安、眠れない」という症状がぶりかえすことがあります。そしてその際に急に死にたいという気持ちが生じてしまい自殺しようとしてしまうこともあるのです。うつ病の病状での自殺は、治療を始める前や病状が悪い時と、実は回復期にも多いのが特徴ですので、回復期のサポートも実は難しいのです。

5 治療はすぐには終了しない

このような治療経過があるので、回復してきたからといって、すぐには治療を終了しないほうがいいのです。少なくとも6か月程は、副作用の問題がなければ、治療で使用している薬剤は減量せずに継続することをおすすめしています。そして、6か月程安定していて、ストレスがなく生活状況や環境にも問題がなければ、少しずつお薬の減量を相談していくのがよいと思います。

治療をいつまで続けるかということに関しては、私はこんなたとえ話をしています。

「冬の寒い時期に、寒いことが予想できる時は、外出前にセーターとコートを着て、マフラーや手袋をするでしょう。人によっては、カイロを使ったりもするでしょう。そして寒さが和らいでくると、日によってセーターは脱いでいこうとか、マフラーはおいていこうとか少しずつ軽装にしていくと思います。3月になったからもうコートは着ませんとか、4月になったからセーターは着ませんという方は少ないでしょう。この感覚とお薬を減らしていく過程は似ているのです。寒さをストレスと考えてもらうといいのです。ストレスがまだかかっている、ストレスになることがある時には無理にお薬を減らそうとしなくてよいのです。」

病状が回復してからの注意点としては、基本的な生活のリズムを安定させることです。睡眠時間を確保すること、毎朝同じ時間に起床して朝、昼、晩の食事を3食とるようにすることが大切です。風邪がきっかけでうつ気分が再び強まってしまうということがありますが、風邪をひいて体調を崩すと生活リズムが乱れてしまい、食事が十分とれない時期があるということも関係があるのかなと私は考えています。

ストレスをためないためにお薬の治療が終了した後も、何年も通院を継続されている方もいます。私の診療所では、お1人だいたい10分前後の診察時間ですが、1～2か月に1度、主に雑談をする方がいます。診察室で話すことは、その空間だけで実際の生活に影響することはなく、気を使わずに話すことができますし、また1番つらい時期を一緒に乗り越えることができたということで信頼関係ができているなかでの雑談がストレスの予防になっているのだと思います。

回復した時に患者さんに、「病気の前の状態に戻ってはダメですよ。病気の前はストレスをかかえてしまってしんどくなる前なのだから。むしろもっとよい状態になりましょう。ストレスをためこまず、うまく利用できるようになりましょう」とよくお話します。うつ病は、誰でもかかる病気です。知識をもって立ち向かうこと、医療機関への通院とお薬を上手に利用することで必ず回復します。

6 自殺の予防

この章の最後に自殺について詳しく述べさせていただきたいと思います。

自殺の問題は、避けてしまいがちな話題ではないでしょうか。私は精神科の医者になり20年になりますが、受け持っている患者さんが自殺してしまうということを経験しています。医療者として悔やんでも悔やみきれない事態です。身体疾患では病気が進行し病状が悪化すると命にかかわるという経過をとります。一方、精神の病では、今まで述べてきたうつ病の方やアルコール依存を併発していた方など、原因の病状はさまざまですが、必ずしも病状が悪い時に自殺に至るわけではなく、むしろ病状が悪くない時に自殺という命にかかわる事態になることも多いのです。うつ病の方の場合、病状が悪い時は、おっくうで身体が動かず、1日横になって過ごしている状態、不安、うつ気分も強く何か決断することもできない状態です。このような状態では自殺する方法や手順を思い浮かべることすらできないということも多いのです。むしろ回復期に、周りからみればささいなストレスがかかった時に衝動的に自殺を思いたってしまう、決断してしまうということもあるのです。そのため、私はいつも後悔します。自分が主治医でなければ、このようなことにならなかったのではないかと。自殺は何としても避けたい、予防しなくてはならない出来事です。自殺について知ることが予防の1歩となると考えてこの節を作らせていただきました。

1 日本における自殺の特徴

日本では、1998年以降、年間の自殺者が3万人を超える事態が続き、この数年ようやく下回るようになりましたが、依然として多くの方々が命を落としていることに変わりはありません〔**図表10**〕。年間に交通事故で亡くなる方の4倍を超えているのです。

自殺の問題は、世界的にも大きな問題でWHO(世界保健機関)によると毎年100万人が命を絶っていると報告しています。100万人というと、毎年政令指定都市1つが消えているということなのです。特に、日本において自殺は、江戸時代まで武士が切腹するという行為がありました。この行為から、自殺に対するとらえ方が責任をとる手段と考えてしまうような独特な1面があるように思います。

図表10●わが国の年間自殺者総数の推移

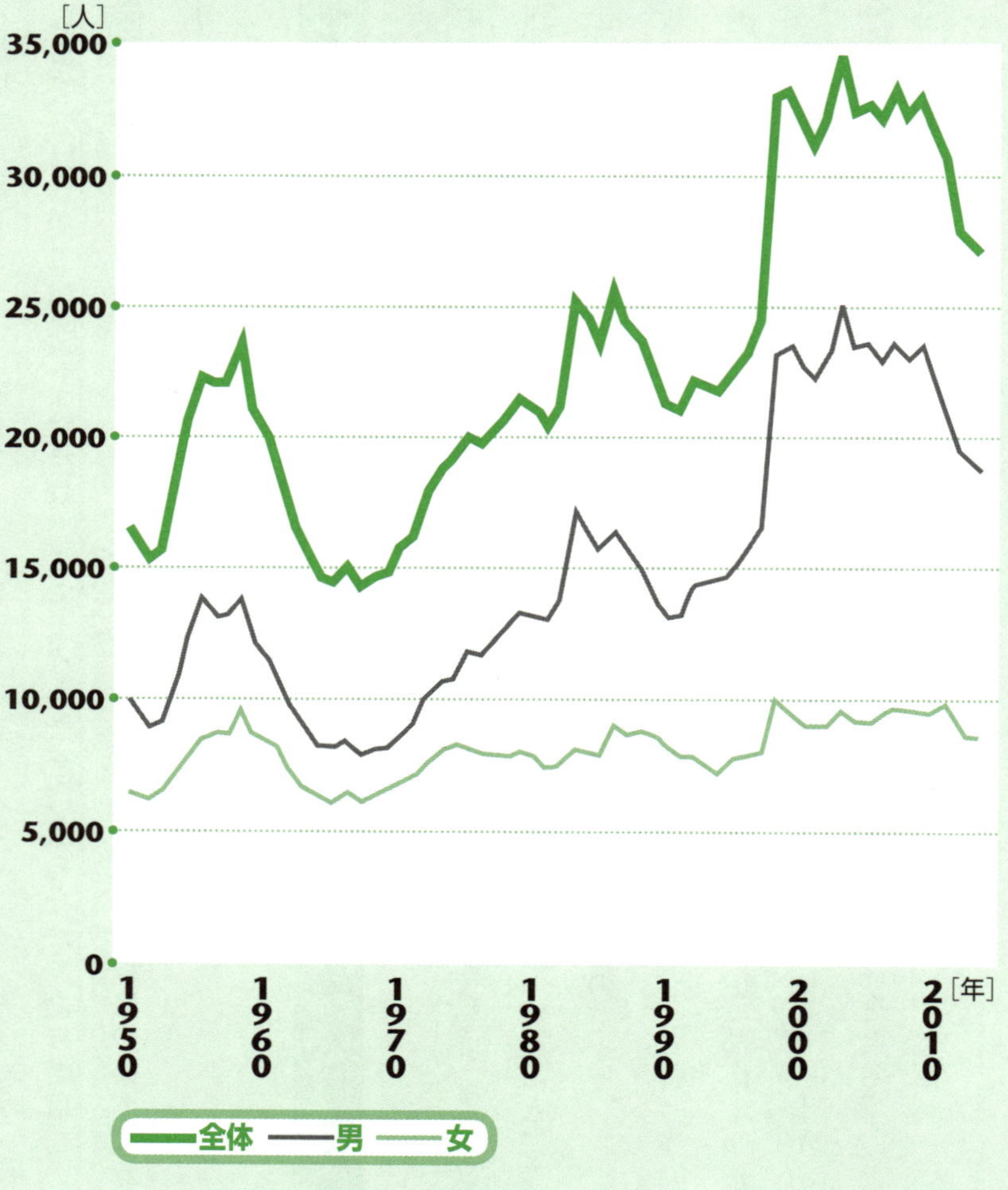

出典：警察庁生活安全局地域課「平成25年の月別の自殺者数について［12月末の速報値］」警察庁、2014年

うつ病と自殺

平成24年の厚生労働省の統計によると、年代別の全死因に対する自殺の割合では、若い方が高いのですが、人口10万人あたりの自殺者数でみると、50代の中年の方と、80歳以上の超高齢者に多くみられることがわかります［図表11］。自殺というと、働き盛りの中年男性がリストラされて経済的においつめられてという状況が思い浮かびやすいかと思いますが、現実には、ご高齢の方の自殺も大きな問題となっているのです。このことは、あまりニュースでもとりあげられていませんが、とても重要な問題だと思います。

また治療をされているうつ病を含む気分障害の患者さんを年齢別に分けてみると、70代、80代の男性の数が少ないことがわかります［図表12］。つまり、高齢の男性では、うつ病になっても治療を受けている方が少ないといえます。

自殺者の4割は「うつ病」の診断にあてはまり、うつ病患者の自殺率は、一般人口の数十倍ともいわれています。このような背景から、国や地方自治体は自殺対策としてうつ病の早期受診、早期治療を重要なテーマとしているのです。

図表11●性・年齢階級別にみた自殺の死亡率［平成24年］

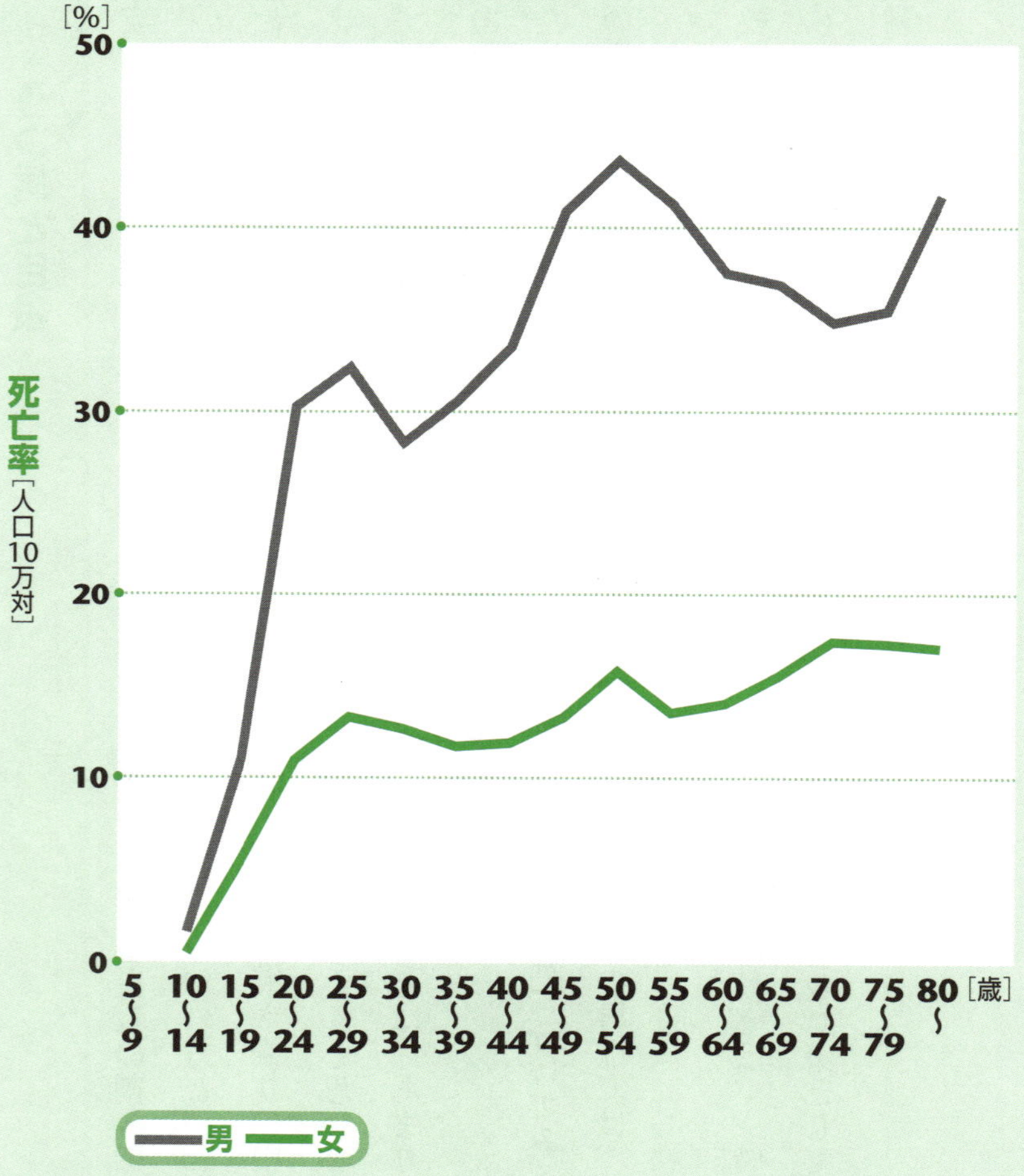

出典：厚生労働省大臣官房統計情報部『平成26年我が国の人口動態（平成24年までの動向）』2015年、p21

図表12●うつ病・躁うつ病の総患者数および男女年齢別総患者数

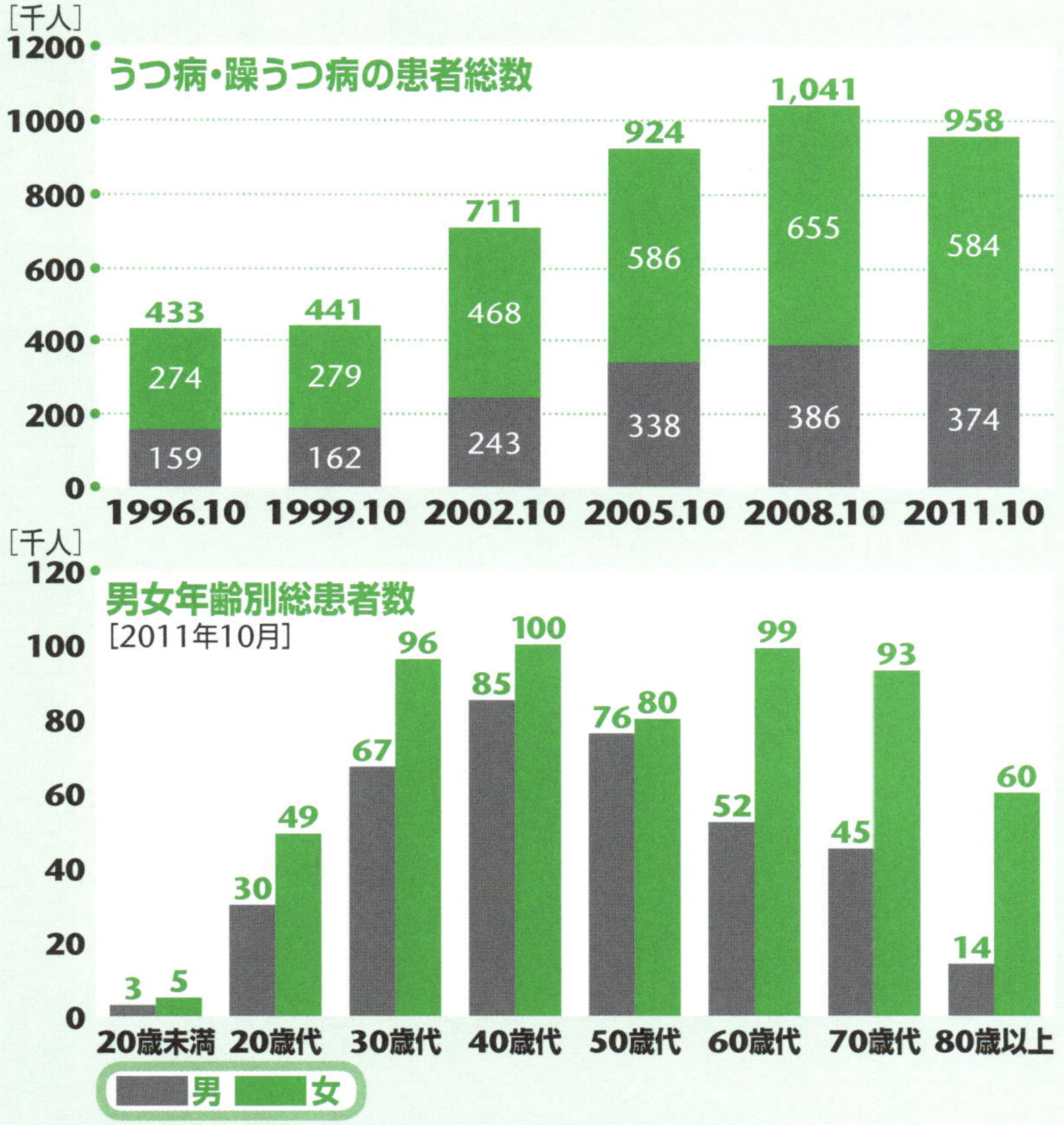

[注]「気分[感情]障害[躁うつ病を含む]」[ICD-10：F30-F39]の総患者数であり、
うつ病および躁うつ病[双極性障害]の患者が中心。

総患者数とは調査日に医療施設に行っていないが継続的に医療を受けている者を含めた患者数[総患者数=入院患者数+初診外来患者数×平均診療間隔×調整係数(6/7)]。

2011年調査については東日本大震災の影響により宮城県[2008年1.6万人]のうち石巻医療圏、気仙沼医療圏および福島県[2008年1.9万人]を除いた数値である。

出典：社会実情データ図録[http://www2.ttcn.ne.jp/honkawa/]
資料：厚生労働省「平成23年患者調査」

2 自殺予防の10カ条

自殺問題の第一人者である高橋祥友先生は次のように述べられています。「日本では、『自殺は覚悟の行為である』とか『予防などできない』という考えが今でも根強い。しかし、自殺はけっして自由意思に基づいて選択された死ではなく、むしろ、ほとんどの場合、さまざまな問題を抱えた末の「強制された死」であるというのが精神科医としての私の実感である」[4]。高橋先生は著書のなかで、早い段階で気がつき適切な手立てをとることで自殺を予防する可能性は十分に残されていると強調されています。

高橋先生は、自殺予防の十カ条というのをあげられていますのでご紹介して、私なりの解釈をつけさせていただきます。

自殺予防の10カ条

1. うつ病の症状に気をつけよう
2. 原因不明の身体の不調が長引く
3. 酒量が増す
4. 安全や健康が保てない
5. 仕事の負担が急に増える、大きな失敗をする、職を失う
6. 職場や家庭でサポートが得られない
7. 本人にとって価値あるものを失う
8. 重症の身体の病気にかかる
9. 自殺を口にする
10. 自殺未遂におよぶ

出典：高橋祥友『自殺予防』岩波新書、2006年、p68-p74

うつ病の症状や身体の不調に気をつける［自殺予防の10カ条1・2］

うつ病といっても気分の落ち込みは自覚されず、また感じていても他人には打ち明けられずに悩んで過ごしている方もいます。医療機関には、頭痛や身体のだるさや息苦しさ、ドキドキするといった身体の症状の治療を求めて受診されます。しかし、うつ病から生じている身体症状であり精密検査をしても異常がみつからなかったり、身体の症状の治療薬を使っても改善が乏しく経過します。身体の症状があるために、うつ病の治療を始めるまでに時間がかかってしまい、病状が悪化してしまうおそれもあります。ですから、身体の症状が長引く時には、うつ病の可能性を考える必要があります。

酒量が増す［自殺予防の10カ条3］

アルコールは元気の前借りの作用があるように思います。たとえばお金をかりる時に、返す目途があれば一時的にお金を借りて何か事業を起こすということは何も問題ないでしょう。しかし、お金を借りても返すあてがないとどうでしょうか。借りたお金を返すのに、またお金を借りなければならなくなるということがおきてしまうのではないでしょうか。このような状態から抜け出すことは大変難しいと思います。アルコールを、元気がない、活力がない、うつ病のような状態で飲んでしまうと、返すあてもなくお金を借りた時のような状況になりやすいのです。アルコールを飲むことで、少し元気が出るものの、酔いがさめると大きな不安、落ち込みが生じてしまい、それをまぎらわすのにまたアルコールを飲むということを繰り返してしまうのです。そしてアルコールは判断力を鈍らせてしまうという面があるので、死にたい気持ちをおさえられなくなってしまうということもあるのです。

安全や健康が保てない［自殺予防の10カ条4］

安全や健康が保てないということでは、行動が自暴自棄になってしまう、仕事の約束を守らない、仕事を無断で休んでしまうという行動が代表的です。この行動は、周りの方からは、自分勝手な行動に見えてしまうことが多く、自殺の徴候とは気がつきにくいことが多いです。健康が保てないというのは、もともと治療している病気の治療を中断してしまう。たとえば糖尿病やコレステロール、高血圧の治療を受けていたのに、急に検査の数値が悪化したり1か月に1度必ず受診していた病院の通院を中断してしまうというような行動です。施設に入居されている方をサポートしている時に、病院に通うために定期的に外出されていた方が、通院されなくなった時には、ゆっくりお話を聞いていただく必要があると思います。

仕事の負担と職場や家庭でのサポート［自殺予防の10カ条5・6］

仕事の負担が急に増える、大きな失敗をする、職を失うというのは、死にたいというより、この状況から逃げ出したいという心理になった結果、死を選択するということかもしれません。うつ病の方との面談でも、死にたい気持ちがあるかどうかを確認するのに、「この場から逃げ出したくなる、消えてしまいたくなる気持ちはありますか？」とうかがうと、うなずかれる方は多いです。

そして**5**と密接な関係に、**6**の職場や家庭でサポートが得られない、という状況がありま す。孤独、孤立している、というように感じてしまうと、そこから逃げたくなる気持ちをおさえられなくなってしまうのかもしれません。

本人にとって価値のあるものを失う［自殺予防の10カ条7］

本人にとって価値のあるものを失うとは、大切な家族、恋人、友人、飼っていた愛犬……といった他者との関係が失われることで、あとを追いたくなる気持ちになることも多いでしょうから注意が必要です。面接をさせていただいて、ご本人にとって価値があることは何かを考え、共有することは重要です。それを知ることは、人と人が関係を築き、良好な関係を保っていくうえでも大事なこととなるでしょう。

たとえば、一人暮らしの高齢の方が、田舎で身の回りのこともままならなくなってきたので都会に住む息子さんや娘さんが一緒に住めるマンションを購入して田舎から呼び寄せたのに、数か月一緒に暮らしていたら活気がなくなり、うつ症状が出てしまって通院を開始したという方が私の患者さんにもいます。その方にとっては便利な都会暮らしよりも住み慣れた環境、地元の商店街での買い物、顔なじみの方とのちょっとした挨拶などがとても大切だったのです。もちろん、新しい環境になじんでいくことで、そこでの生活が価値あるものになっていけるよう、周囲の方はしっかりと支えていっていただきたいと思いますが、何十年という時間の積み重ねで築いてきたものを失うということは、大変なことなのだと知っておかねばなりません。

重症の身体の病気にかかる［自殺予防の10カ条8］

重症の身体の病気にかかるというのも、やはり自殺の危険が高まるといわれています。特に診断を受けた時に最も高くなるといわれています。少し前までは、がんの告知は本人には行わないという治療方針も多くみられていましたが、今では本人への告知は一般的になっています。しかし一般的になると、通常の限られた診察時間で淡々と事実をつげる告知になってしまうかもしれません。重症の病気にかかることが自殺の危険性を強めてしまうことを考え、ご本人やご家族の動揺も考えて、医師の診察後に看護師さんやソーシャルワーカーさんのようなご本人とご家族の助けになる方にも関わってもらえるように、支援体制を整えることが大切に思います。医師以外との面談を希望する場合には受付でご相談いただくのもいいと思います。また、大きな病院では医療相談室という部門があり、そちらで相談にのってくれることもあります。

自殺を口にする［自殺予防の10カ条9］

自殺を口にする、ということも見逃せないサインです。自殺を口にしたのは、死にたいという気持ちと生きていたいという気持ちで揺れている状態なのだと思います。そしてそれを話したのは、この人なら何とかしてくれるという期待を持って話をしていると考える必要があります。ですから、話をされた場合は、まず気持ちを落ち着かせ、自分にだから打ち明けてくれたのだと考え、頼ってくれてありがとうという気持ちを持つことが大事です。そしてまずは話を聞く時間をつくることが必要です。ここで注意したいのは、話をそらさないことです。具体的なアドバイスはできなくていいと思います。むしろアドバイスは批判されている、否定されていると感じ取ってしまうことがあるかもしれません。聞いている時に、うなずくことや「それはつらいですね」といった言葉は、孤立感や孤独感を和らげることができるでしょう。ご本人が、話をぽつりぽつりするような時であれば、沈黙を共有するというのも、大切な時間になるでしょう。そして、「死にたいくらいつらいのはわかるけれど、なんとか自殺しないことを約束してほしい」と話すことも重要です。ご本人にしてみると、死なない約束をしたということが、自殺を思いとどまることができた一因になったという場合もあるのです。

自殺未遂におよぶ［自殺予防の10カ条10］

自殺未遂におよぶというのはとても憂慮すべき事態です。自殺の予告ととらえて、真剣に受け止める必要があります。狂言自殺という言葉があります。たとえば、お薬を少し多く飲んだ、手首を傷つけた、というような状況です。しかし、そのくらいじゃ死なない、狂言自殺だろうと考えてしまっては危険です。死にたいという言葉も心配ですが、死にたいで止まらずに死のうとしたということはとても心配だと考えなければなりません。自殺しようとしている人は、混乱し十分な判断ができなくなっているのですから、たまたま偶然死なない方法を選んだと考えたほうがよいと思います。１人にしないことが大事です。１人になってしまうような時には、最寄りの警察署に相談し、保護を要請してもよいと思います。

3 1人ひとりが関心を抱くことが大切

自殺の問題は、とても難しい問題です。自殺の原因に精神の病気、特にうつ病が大きく関係しているといわれ、うつ病の方の早期受診、早期治療をテーマに、国、都道府県、市町村がさまざまな活動を行っています。そして治療薬も副作用の少ない、安全性の高い薬剤が毎年さまざまな製薬会社から発売されています。しかしながら、劇的に自殺者をへらすことができているとはいえない状況です。うつ病の治療だけでなく、経済的な問題へのサポート、社会からの孤立をいかに防ぐかなどさまざまな問題の解決が必要なのです。

自殺未遂者は自殺者の10倍といわれており、また1人の自殺、自殺未遂者の周囲の方5人から10人に重大な心理ストレスを生じさせてしまうといわれています。毎年、日本では3万人近くの方が自殺で命を落としています。ですから、自殺に関してのストレスは年間300万人に影響を及ぼしているといえます。現実にこれだけの方が悩んでおり、特に不幸にして自殺がおきてしまった時に周りの方をいかに支えていくかということも大事なことです。負の連鎖、再び自殺という事態がおこらなくするためにも必要です。自殺の予防というのは、とても難しい課題です。しかし、1人ひとりが関心をよせていただくことが何より重要です。そして自殺する、自殺しようとする方が少ない社会、生活環境というのは、どの世代のどの方にとっても住みやすく、過ごしやすい社会、生活環境となるでしょう。

引用・参考文献

[1]平井孝男『うつ病の治療ポイント 長期化の予防と対策』創元社、2004年、p38-p39
[2]Olfson,M., Marcus,S.C., Tedeschi,M. et al. :Continuity of antidepressant treatment for adults with depression in the United States. Am. J. Psychiatry, 163(1): 101-108, 2006
[3]Bull,S.A., Hunkeler,E.M., Lee,J.Y.et al.:Discontinuing or switching selective serotonin reuptake inhibitors. Ann. Pharmacother., 36(4): 578-584, 2002.
[4]高橋祥友『自殺予防』岩波新書、2004年、piv

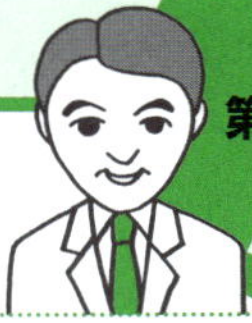

第3章

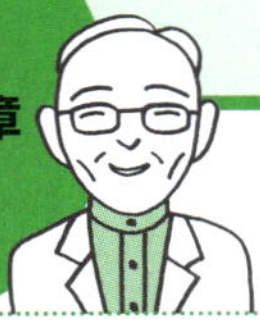

認知症とうつ病の関係と併せ持った方への支援

違いや対応のコツを知り、
適切にケアしよう

1 認知症とうつ病の関係

認知症とうつ病の関係について考えてみたいと思います。

うつ病の時には、集中力が低下し、考えるのがおっくうになり、もの忘れがみられることがあります。そのため実際の診察では認知症によるもの忘れか、うつ病によるもの忘れか迷うことが多いのです。

また、さらに複雑なことに、認知症にうつの症状が併発することも、うつ病から認知症に移行するようなこともあり、診察では大いに悩むのです。この関係を図にしますと、**図表1**のような複雑なものになります。

認知症とうつ病の合併は10～20％といわれています。アルツハイマー型認知症の方が初めて外来に来院された時、同時にうつ症状を認めた方は、65歳以下の方で43・5％、65歳以上の方で39・1％であったという報告があります。

図表1●認知症とうつ病の関係

●アルツハイマー型認知症は、40～50%に抑うつ気分が認められ、10～20%にうつ病が合併する[＊1]
●うつ病性仮性認知症から認知症への移行率は、2年で12%[＊2]、3年で50%以上[＊3]と報告されている。

認知症とうつ病

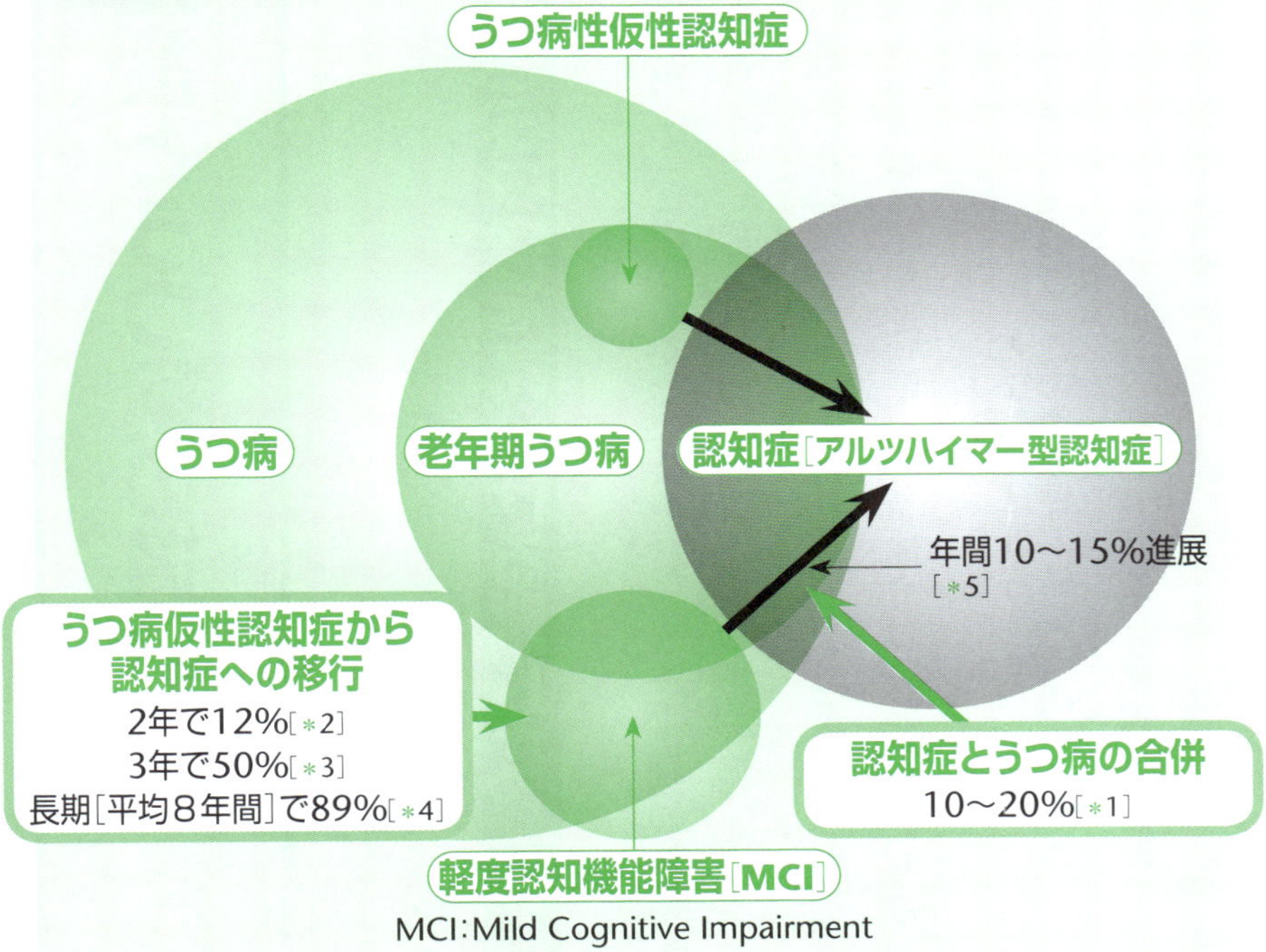

MCI：Mild Cognitive Impairment

[＊1] Wragg, R.E. et al.:Am J Psychiatry 146:1989 577,
[＊2] Rabins, P.V.et al.:Br J Psychiatry 144.1984 488,
[＊3] Reding, M. et al.:Arch Neurol 42:1985 894,
[＊4] Kral, V. et al.:Can J Psychiatry 34:1989 445,
[＊5]谷向知他『老年精神医学雑誌』16(3):2005年,p296

出典：新井平伊他「高齢者のうつ病――認知症との関連」『臨床精神薬理』12、(1)2009年、p134を一部改変

2 認知症とうつ病の違い

1 認知症とうつ病を見分ける難しさ

うつ病の中に、思い出すことがうまくできなかったり、注意力が散漫になってしまう「仮性認知症」という状態があります。

かつてはうつ病の症状の1つであり、治る症状といわれていた「仮性認知症」ですが、この状態から認知症への移行は2年間で12%、3年間では50%までになるという報告もあり、今では認知症の危険因子ともいわれています[1・2]。

また、「レビー小体型認知症」[38ページ]のように、病気の始まりにはもの忘れの症状は目立たず、うつ病の症状が目立つような認知症もあります。うつ病と診断されている患者さんの中でも、治療中に「レビー小体型認知症」に診断が変更になることも少なくありません。筑波大学で行われた50歳以上でうつ病を発病した入院中の患者さん167名を対象に行った調査では、167名中23名が、精密検査後レビー小体型認知症と診断が変更されたそうです[3]。

2 言葉や行動の違い

では、認知症とうつ病はまったく見分けがつかないのかというと、そうとも限りません。精神科の教科書では、認知症とうつ病の鑑別の図がよく載っています。そこで私も**図表2**のような鑑別点をあげてみました。

まず、アルツハイマー型認知症の患者さんは、質問に対してうまく取りつくろえる傾向があります。たとえば、私が「お年はおいくつですか?」と尋ねると、「あら先生、女性に年齢を聞くのは失礼よ!」とか「先生はおいくつかしら?」と返答されたり、「今日は何月何日ですか?」という質問に、「あー今日は新聞見てこなかったなー」「仕事を辞めてからはそういうことも関係なくて、気にしなくなってしまったけど、そんなことじゃダメですねー」などと返答されることがあります。また、家族がそばにおられると、「あら、いくつになったんだっけ?」「今日は何日だった?」と、ご家族に助けを求めるということもしばしばみられます。この時の話の流れやテンポはとてもスムーズで、同席されているご家族がうっかり答えを言ってしまうこともあるぐらいです。これに対してうつ病の方は、「わかりません」と返答されることが多いのです。また、会話のテンポは遅く、ご家族が同席されていても、わからない質問に助けを求めるようなことは少ないです。

また、アルツハイマー型認知症の方は、もの忘れをしたこと自体を忘れてしまうこともあり、もの忘れを自覚していない場合もありますが、日常生活には支障が生じており、ご家族やヘルパーさんの助けが必要になることも多くみられます。買い物では、同じ品物を何度も買ってしまい、冷蔵庫の中は卵のパックだらけだったり、牛乳が何本も賞味期限切れで入っているという状態になってしまいます。一方うつ病の方は、もの忘れを自覚しており、「何もできなくて困ってます」と話されますが、実際には身の回りのことはできておられます。ただ、活動性は乏しく買い物に行かなくなっていて、冷蔵庫の中は空っぽになってしまっているという状態がみられます。

先日、うつ病で通院をされているHさん(74歳、女性)が、診察室に入ってこられてすぐに「先生、わたし、認知症になったみたいです」と話されました。「簡易検査を行ってみましょうか?」とお話しすると「ぜひお願いします。きっとだいぶひどいと思うのです」とおっしゃられました。ですが、実際に長谷川式認知症スケール[56-57ページ]をしてみますと、得点は30点満点中で29点でした。ほとんどの質問に答えられていましたが、ご本人は唯一3つの

図表2●アルツハイマー型認知症と老年期うつ病の鑑別

	アルツハイマー型認知症［AD］	老年期うつ病
深刻さ	なし	あり
もの忘れについて	自覚していない、無関心	自覚し、強く訴える
生活への支障	日常生活にしばしば介助を必要とする	何もできないと訴えるが、自分で身辺整理が可能なことも多い
買い物	同じ物を買ってしまう	買い物に行かなくなる
会話のテンポ	保たれている	返答に時間がかかる

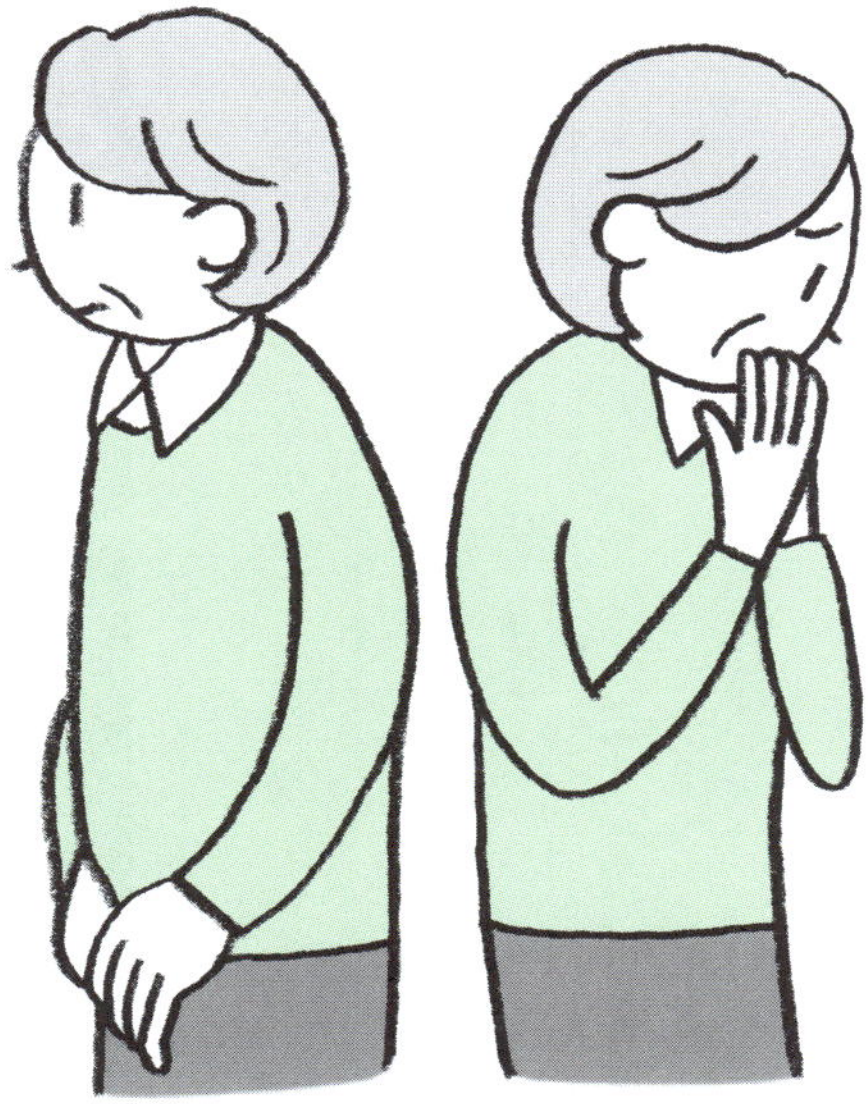

言葉を思い出していただく質問で、「ネコ」という言葉がすぐ出てこなかったということを気にされたり、「返答まで時間がかかりすぎですよね」とおっしゃられるなど、自己評価が低いことが目立ちました。

3 認知症における「アパシー」とは

認知症には、うつ病とよく似た「アパシー」という症状があります。「アパシー」とは「無関心」「意欲の低下」というものです。

うつ病研究の第一人者である名古屋大学名誉教授の笠原嘉先生によりますと、うつ病の本質は「過去の肥大と未来の萎縮」と表現されています[4]。「過去が肥大する」、「気にしすぎる」ということは、「アパシー」とは異なってきます。

また、「アパシー」の特徴として、ご本人に深刻さや困り感が少ないという点もあげられますが、うつ病の方でも、気にしすぎて疲弊した状態になりますと、活気がなくなったり、物事に興味がわかなくなるという症状もみられます。このため「アパシー」と「うつ病」の症状は見分けがつきにくく、このことが「うつ病」と「認知症」の見分けのつきにくさにつながっているのです［**図表3**］。見分けの方法の1つとして、うつ病の患者さんでは「自発的な

図表3●抑うつとアパシーの鑑別

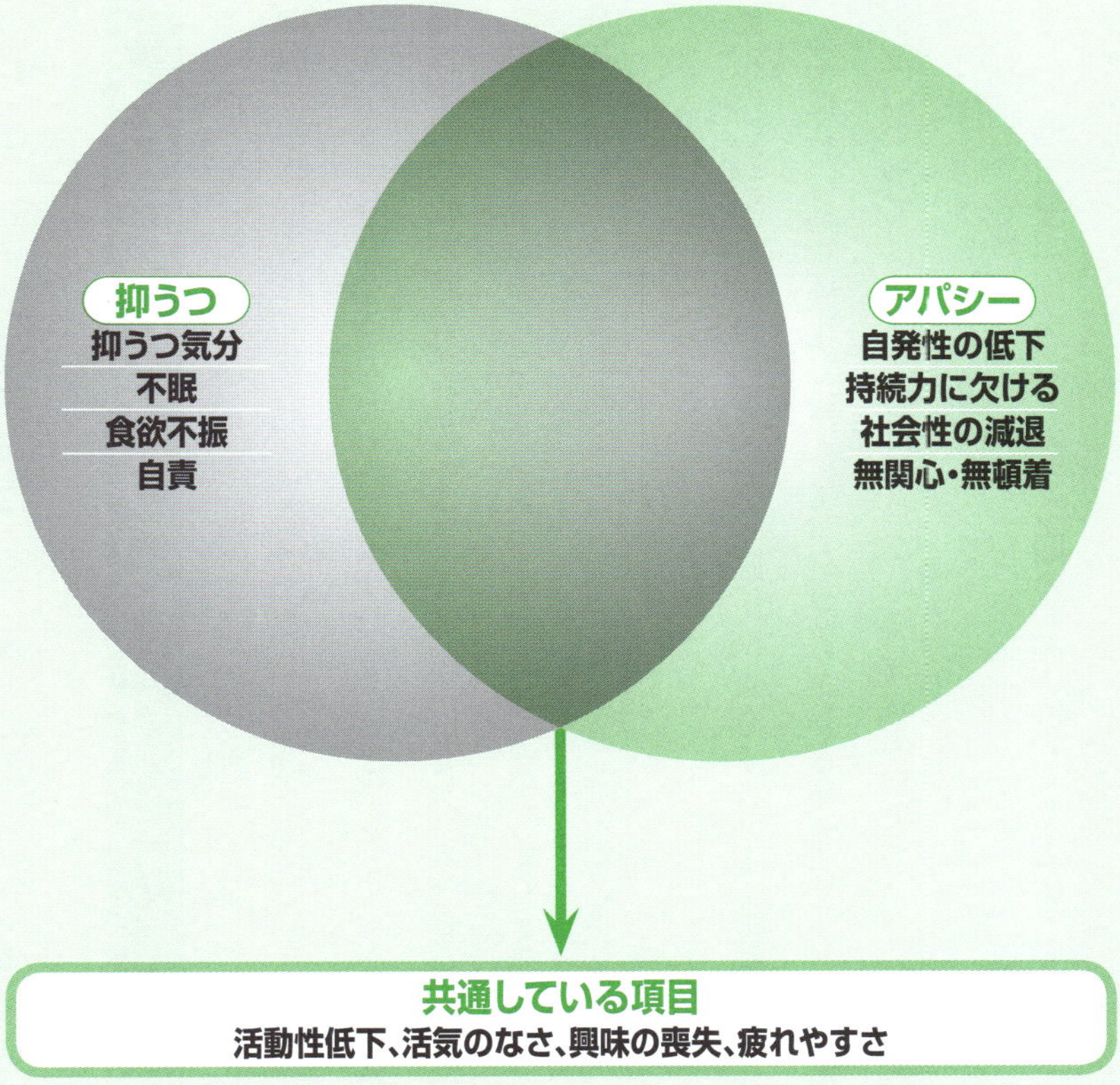

出典：藤瀬昇、池田学「うつ病と認知症との関連について」『精神神経雑誌』114(3)、2012年、p279を一部改変

会話が少なくなる」、「会話をしようとすることが少なくなる」という報告があります[5]。

4 脳卒中によるうつ病

脳の血管が障害されておこる脳卒中によって血管性認知症になることは第1章でご説明しましたが、うつ病となる方もおられます。その理由として、脳の血管障害により、①脳の意欲に関係する部位が障害されるため、②麻痺が生じたことで日常生活で当たり前にできていたことができなくなることが大きなストレスになるため、③突然入院になった場合には仕事や家族の環境が大きく変わるということがストレスになるため、といったことが考えられます。

また、うつ病の高齢者の方が脳の画像検査をすると、脳梗塞の痕《あと》が見つかることがあります。脳梗塞は動脈硬化で狭くなった血管が詰まっておこるのですが、小さい梗塞だったり、部位によっては症状があらわれない場合もあります。このようなうつ病は「血管性うつ病」といわれていますが、症状として、うつ気分が強い時期に記憶力や注意力の低下がみられ、またうつ気分が回復している時期にも作業をするスピードの低下や記憶力の低下がみられるといわれています[6]。

この「血管性うつ病」の患者さんたちの、追跡調査を行ったところ、10年間で認知症を生じた方は18%で、「脳梗塞のないうつ病」のグループと比較すると、うつ症状の経過も思わしくないという結果も出ています[7]。

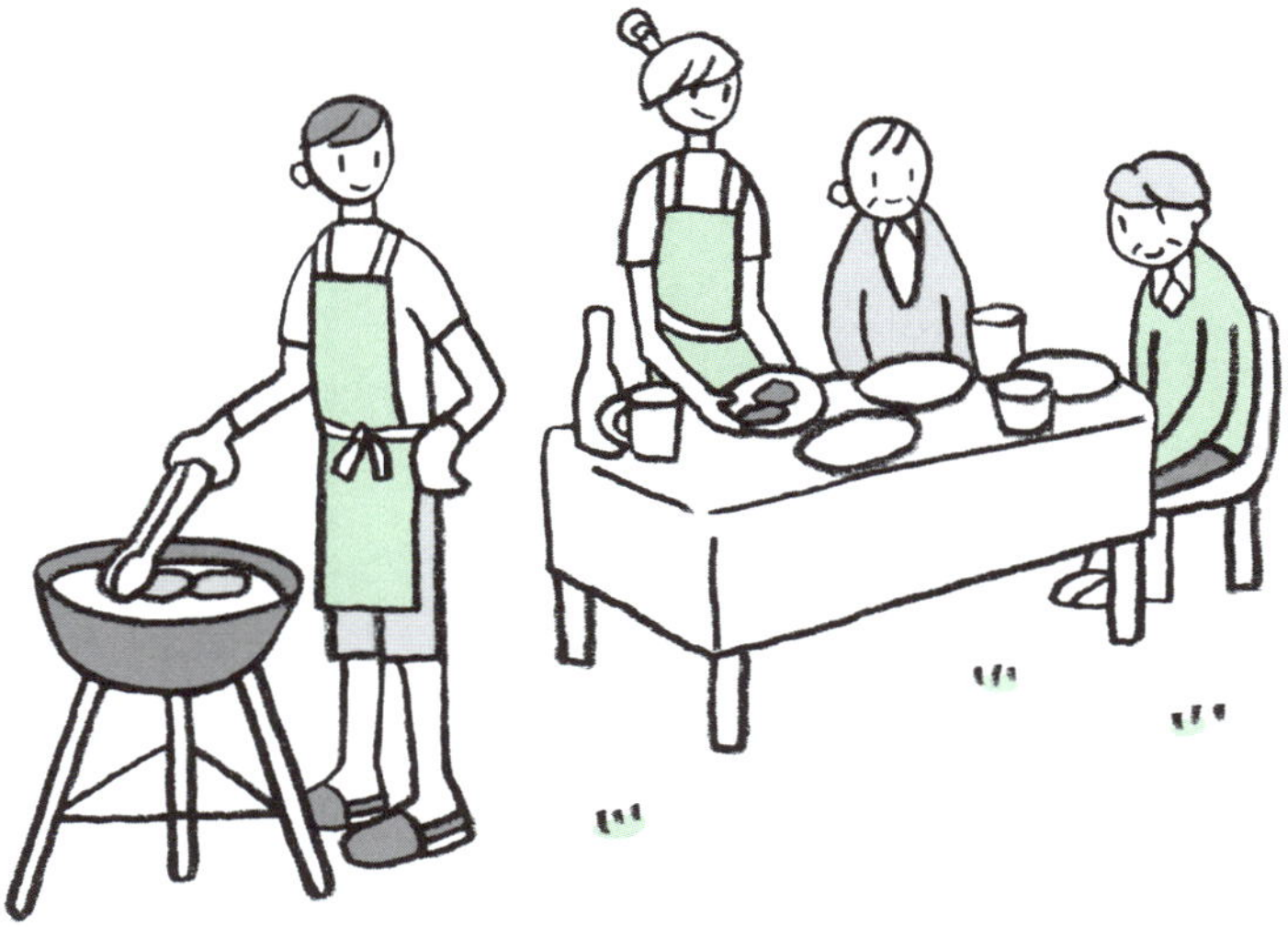

3 認知症とうつ病を併せ持った方への支援

1 関わり方の基本

これまで述べてきたように、うつ病と認知症の鑑別は簡単ではありませんし、うつ病から認知症に移行する可能性もあれば、認知症にうつ症状が併発することもあります。

「うつ病かもしれない」、「認知症かもしれない」、「もしかしたら併発しているかもしれない」。そのように心配しているご家族や、実際に介護されている方から、「私たちの関わり方はどうしたらいいでしょうか?」と、よくご質問をいただきます。

私は難しく考える必要はないと思っています。お1人おひとり、生きてこられた歴史があります。年長者をうやまい、ご本人が心地よく感じてくださるのでは、と思うことを行っていくことが大切と思います。

たとえば、もともと音楽が好きな方は音楽が流れている環境を心地よく感じてくださるでしょうし、逆に音楽になじみがない方にとってはうるさく感じてしまうこともあるでしょう。お1人おひとりへの対応を、ご家族、介護をしてくださっている方で、どのように過ごしていただくのがご本人にとってよいのか、一緒に考えるのです。

考えるヒントとして、まずはご本人に関する情報を集めてみます。ご出身はどちらで、名物料理や観光地はないか？　趣味はお持ちだったか？　ひいきにしていたプロ野球チームはなかったか？　特定の俳優さんや女優さんのファンではなかったか？　お仕事の内容は？　旅行で行って特に好きになった場所は？　などなど、情報を収集してみるのもよいかと思います。また、診察室で医師を交えて、相談していくのもいいと思います。

ただし、うつ症状や意欲の低下があると、好きなことでも乗り気になれないことも多いので、無理にすすめてはいけません。うつ気分が強い時には、ご本人が思っていたほどには趣味のようなことも楽しめずにイライラした気持ちが強まってしまうこともありますので、注意が必要です。ご本人にとっていい刺激になることは継続して、乗り気でなかったことは無理せずやめるということの繰り返しで、それぞれの方の対応ができていくのだと思います。

2 会話はゆとりが大切

私の診療所に通院されているKさんは80歳の女性で、うつ症状が強く、デイサービスに出かけるのも疲れてしまい、日中ほとんどの時間をお1人でベッドで過ごしているような、活動性が低下してしまっている方です。診療所にはいつも娘さんが一緒に来てくださいますが、昔の趣味の話もうかがってもご本人は興味を示してくださいませんでした。そんなKさんがある診察の時に、昔は車によく乗って出かけたと話されて、スカイラインというスポーツカーに乗っていたことを嬉しそうに話してくださいました。そこで、私から「今度、娘さんの時間のある時に、新しいスカイラインを販売店に見に行ってみるのはどうですか？」と提案すると、「それは行ってみたいわー」とおっしゃられました。この反応には娘さんもびっくりされていました。それからは診察の際に車の話題を出すと、とても嬉しそうにお話をしてくださるようになりました。

ただ、ご本人からお話をうかがって、乗り気になってくださったことを準備して試みるのには時間がかかります。日々の介護で、しなければならないことの合間にはなかなかできないと感じてしまう方も多いかと思います。時には食事を出前にして、食事の準備や後片づけをしなくていいようにすることで、時間を作ってみたり、冬場であれば、1日入浴を休んでお話をうかがう時間にあててみるなど、工夫をしながら、ご家族や介護者もゆとりがある状態で関わることが大切だと思います。

3 生活のリズムを整える

普段の生活での注意点として、うつ病であっても、認知症であっても、「生活のリズムを一定に保つこと」が大切です。

生活のリズムが乱れると、昼間寝て過ごし、夜になかなか眠れなくなってしまうこともあります。うつ症状があると、午前中から日中にうつ気分が強くなり、起き上がるのがおっくうになってしまう方も多いです。ですから早起きでなくてよいのですが、たとえば9時には目覚ましをかけて普段着に着替える、布団には夜まで入らないようにするということを心がけてもらうほうが病状の改善にプラスになると思います。

それから、入れ歯をされている方であれば入れ歯をして、眼鏡をかけている方なら眼鏡をかけて、日中の時間を過ごしていただく、身だしなみを整えて療養するという姿勢をもつとよいでしょう。

決まった時間に起きると、決まった時間に食事をとれるようになり、だいたい夜も一定の時間に眠気が生じてくる確率を上げられると思います。そして、生活のリズムが安定しますと、療養を支えられているご家族も、1日のスケジュールを立てやすくなり、日々の買い物や用事がスムーズに行えてゆとりが生じてくるという副次的な効果もあるでしょう。ただし、日中に起きているのがつらそうな様子の時には、「体調がしんどい時には無理しないでいいですよ」と言っていただくほうがよいと思います。

4 薬をきちんと飲む

次に気をつけていただきたいこととして、「お薬の飲み方の誤りがないかどうかに注意していただきたい」ということです。これは周囲の方、ご家族の方、介護者の方に最も気を配っていただきたいことです。

うつ病でも認知症でも、集中力の低下、もの忘れの症状が生じますので、お薬を飲んだかどうかわからなくなり、飲みすぎ、飲み忘れの両方に注意が必要になります。飲みすぎの場合、薬を2回分飲んでしまうことで、眠気が出てしまう、ふらついて転んでしまう、胃腸の具合が悪くなるといった副作用が生じてしまい、医師のほうは、副作用が強くでてしまったと考えてその薬を中止するということもあるかもしれませんので、お薬の残り具合にも気を配っていただきたいと思います。飲み忘れの場合も、お薬をきちんと飲んでいなくて気持ちが落ち着かない、眠れないという時、医師のほうは効果がでていないと考えて、量を増やす、または、強い作用のお薬に変えるということがあるかもしれませんので、やはり注意が必要です。

5 身体を意識的に動かす

「身体を意識的に動かすこと」にも気を配るとよいと思います。

身体を動かすというと、散歩やジョギングのようなイメージをお持ちになる方もいらっしゃると思います。もちろん、散歩もよいのですが、まずはお家でできることから1つずつやってみましょう。

まずは「朝、目覚めたら大きく身体を伸ばしてみる」、「ベッドに座って深呼吸を3回してみる」、「立ち上がって大きく伸びをしてみる」。このようなことからでも始めてみることが大切です。このくらいの身体の動きでも、うつ病や認知症で意欲が低下している時にはしんどいことがありますので、できる範囲で身体を動かしていくことをおすすめしています。

日当たりのよいお部屋があれば、外に出なくても窓越しでよいので、午前中に日光にあたることも心がけていただくとよいでしょう。また、横になって過ごす時間が長いと、便秘になりやすくなります。ご自宅で療養していると、立って過ごす時間がほとんどないという方もいらっしゃいますので、「テレビの天気予報は立って観るようにする」というくらいのことから始めてみるのもいいかもしれません。

ここまで挙げたようなことは、普段の診察でよく私から提案させていただく生活のポイントです。うつ病や認知症のケアは、身体のケガ、たとえば足の骨を折ってしまった後のリハビリテーションのように、確立したプログラムや手順はありません。また、レントゲン検査のように、骨折が治っているかどうか確認できるような検査もありませんし、筋力が回復しているかどうか測定するように、うつ気分や意欲の低下を調べるような機械も残念ながらないのです。

やはり、1番大事なことは、いろいろ試してみてご本人にとってよい刺激となることを継続し、負担となることは無理をせずにやめておくということを、繰り返し、根気よくサポートしていくということに尽きると考えています。あれこれ試して、ご本人によかったことを続けていくことで、その人にあったオーダーメードの治療や対処法が確立できていくのです。

当然のことですが、このような支援を継続していくためには支援者の方々が疲れていない、健康であることが何より重要です。支援者の方々に心がけていただきたいことは、１人で頑張って支援をしていこうとするのではなく、支援者自身の負担が少しでも軽くできる方法を探していくということです。支援者が健康であることが、支援を継続していくうえで最も大切です。

引用・参考文献

[1] Toyota, Y., Ikeda, M. et al.: Int J Geriatr Psychiatry 22(9): 896, 2007
[2] Rabins,P.V. et al. Br. J. Psychiatry, 144: 488-492, 1984
[3] Takahashi,S., Mizukami,K., Yasuno,F., et al. :Depression associated with dementia with Lewy bodies(DLB) and the effect of somatotherapy. Psychogeriatrics, 9; 56-61, 2009
[4] 笠原嘉『軽症うつ病——「ゆううつ」の精神病理』講談社現代新書、１９９６年
[5] 中村祐、川畑信也『老年精神医学雑誌22（２６８）』２０１１年、p105-p110
[6] 山下英尚、濱聖司、藤川徳美、山脇成人『精神経誌』１１４（３）、２０１２年、p283-p288
[7] Yamashita,H., Fujikawa,T., Yanai,I., et al. : Cognitive functioning in patients with major depression and silent cerebral infarction. Neuropsychobiology, 15; 23-28, 2002
●Reding, M. et al. Arch. Neurol., 42: 894-896, 1985

第4章

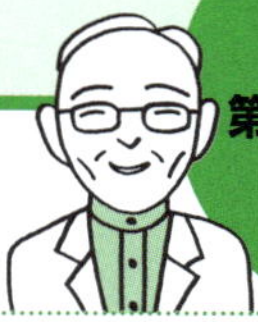

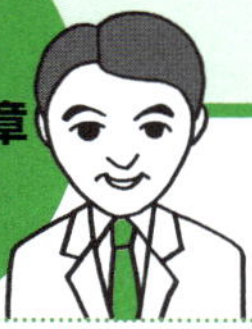

認知症とうつ病の知りたいことQ&A

Q1 認知症の人を介護する時に、やってはいけないことはありますか。

ケア

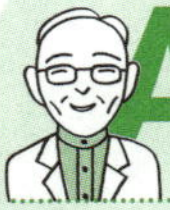

A 1人の人格としてケアすることが基本です。

和夫先生

認知症の人は著しいもの忘れや場所の見当がつかない、自分がどこにいるかわからなくなるなどの認知障害をおこしていても、１人の人格として対応することが基本です。

具体的にやってはいけないことを述べます。

1 認知症になっても自分たちよりも長く人生を生き抜いてこられた方たちです。親しくなったからといって馴れ馴れしい言葉づかいや命令口調にならないように気をつけて、プライドを傷つけないように配慮することが大切です。

2●急がせることはよくありません。「もっと早くして」とか「ぐずぐずしないで」と急がせないことです。

3●自分でできることをやらせないのもよくありません。時間がないからとか、介護者がやったほうが早いからと思って、途中でやめさせることもよくありません。

4●無理強いする。たとえば、今日は風邪気味だから入浴したくないと言った時に、「それくらいは大丈夫よ」「もう2週間も入ってないから入りましょう」と無理に服を脱がせようとすることはやめましょう。ご本人は混乱して入浴の意味もわからなくなり、無理に着物を脱がされて、裸にされると思って抵抗したり混乱状態になってしまいます。

5●放っておく、無視すること。「認知症だからどうせ話したってわからない」とか「言ってもすぐ忘れてしまうから」などと放任してしまう。放っておくということは決してしてはならないことです。

以上のようなことをされたら、誰でも傷つきます。是非ともこれらのことを心がけてケアをしてください。

ケア

Q2 認知症の人は、どのようなケアを望んでいるのでしょうか。

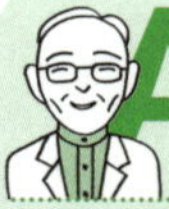

A 尊厳を支え、新しい絆［信頼関係］を結ぶことです。

和夫先生

認知症のケアについてトム　キットウッドは次の5項目をあげています。

なぐさめ［安定性］

心が混乱して、ばらばらになりそうなとき、1人の尊厳ある人間として1つの心にとどまることができるように温かさと気力を用意する。

結びつき［絆］
不確定で不安な気持ちに対して、赤ん坊が母親を求めるような密着、愛情を求めています。これに応答することです。

共にいること［仲間に入りたい］
孤立しているのではなく、人と交わっていることで得られる安心感を求めています。注意を引く行動やまとわりつくといったサインを見逃さないことです。

たずさわること［役割意識］
人は仲間にとって役に立つことで安心し、満足することができます。そのためには、その人の能力や気力を引き出すことです。

自分であること［物語性］
自分が誰であるかを知り、過去から一貫した自分であることを意識できるように心がける。その人の物語を聴き、そして現在の内的体験を聴きとることです。

以上のことは認知症ケアのポイントになります。認知症の人と新しい絆(信頼関係)を結ぶことです。当事者の尊厳を支え、十分に配慮した言葉づかいや行動をとり、同情ではなく共感するためには、介護者は鋭いセンスを磨く必要があります。認知症の介護とは、自分の人生の時間の一部をそれを必要としている人たちのために、自分を磨きながら使うという仕事です。

図表1●パーソンセンタードケアの概念

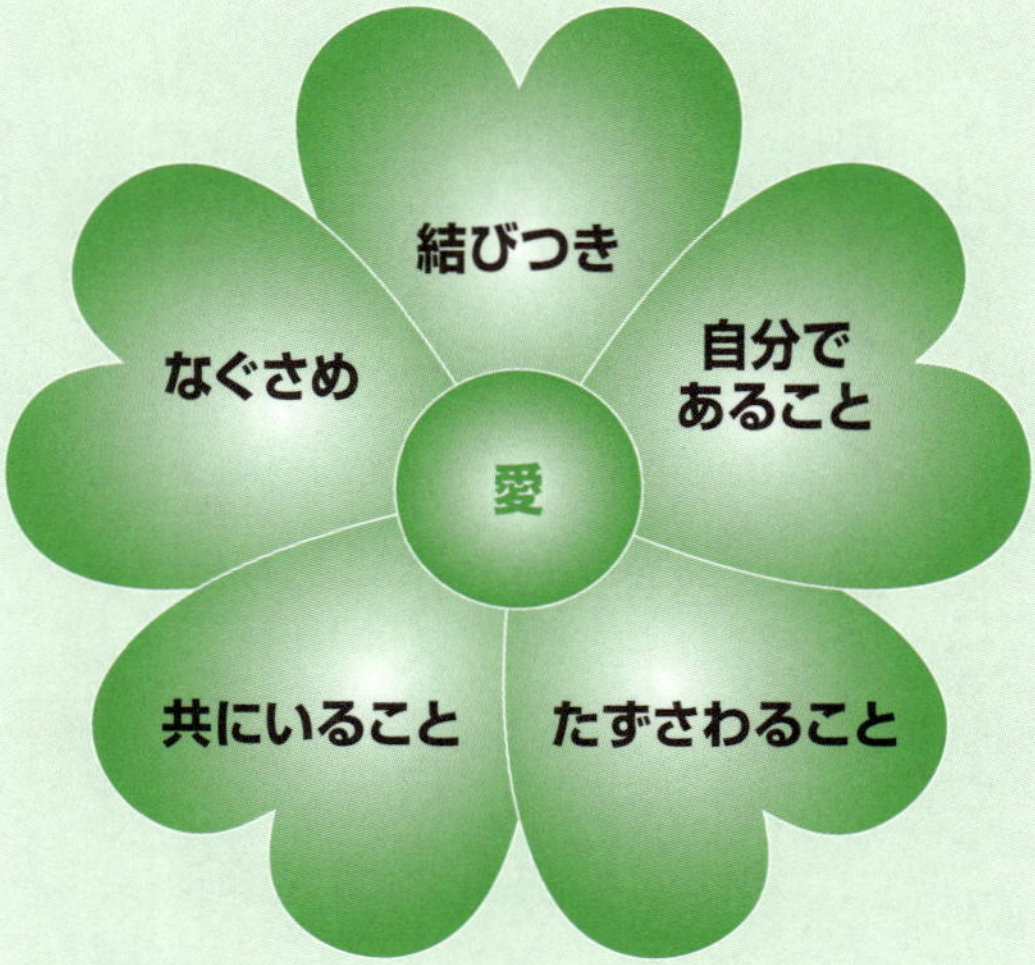

出典:トム・キットウッド
『認知症のパーソンセンタードケア——新しいケアの文化へ』
筒井書房、2005年、p142

Q3 なるべく行動心理症状をおこさないようにするには、どうしたらいいですか。

ケア

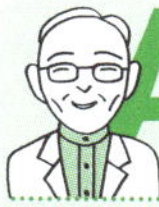

A 環境や接し方、身体の状態などに気をくばりましょう。

和夫先生

認知症のために認知機能が低下してくると、日常の暮らしをしていく場合に行動の異常や心理症状がおこってきます。行動心理症状（BPSD）をおこさないようにすることは単純にはいきませんが、ここではいくつかポイントを述べます。

1●環境の変化を避け、穏やかで安定した環境を心がける。

2●介護者と本人の絆を結ぶ。周りの人の接し方が本人を第1に考えていて、ゆったりとした時の流れで接する。

3●身体の病気がないか注意する（たとえば著明な疼痛などがある場合、痛みを行動心理症状で表すことがあります）。

4●介護者のストレスが本人に伝わることがあります。家庭介護者の場合、介護負担を1人で背負わないようにし、専門職の支援も考えてみる。

5●早期診断・早期治療により、行動心理症状に至らないように治療する。

6●激しい行動心理症状には、医療の力も借りる。

行動心理症状（ＢＰＳＤ）については、第１章にも詳細を述べていますので合わせてご参照ください［30・80ページ］。

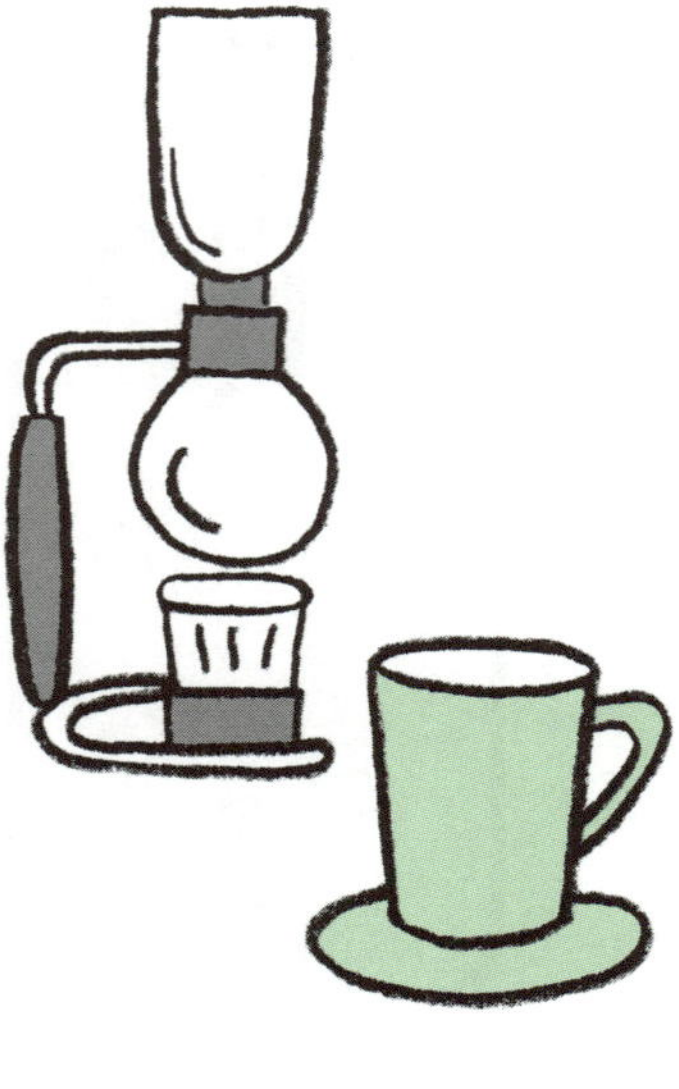

Q4 うつ病の方が入居してきました。接し方のポイントを教えてください。

ケア

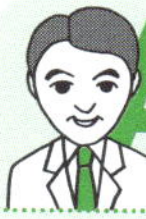

A ご本人から病状や希望を聞いて対応しましょう。

洋先生

うつ病で治療していることをどういう経緯で知ったのかによって対応が変わるかもしれません。たとえば、入所の書類でご本人が記載していたのか、もしくはご家族からうかがったのか。いずれにしても、ご本人の口から病状を聞くことが必要です。なかなかストレートには聞きにくいことですが、たとえば睡眠について何時に寝て何時に起きているのか、寝つきはいいのか、途中起きてしまうことはないか、朝早く目覚めてしまわないか、睡眠前にお薬を使用していないかなどを確認することが聞きやすいように思います。

そして、可能であればご本人の希望を聞いていただくのがよいと思います。たとえば、今まで生活なさっていた時に、ご本人が気を配っておられたこと、今後の生活でご本人が心配なさっていることなどを尋ねていただきたいのです。また、「何かお困りのこと、気がかりになっておられることはありませんか？」と時々、声をかけていただくことも「気にかけていますよ」というサインを送ることになっていいのではと思います。

また、ご本人の診察に同行して、担当の医師からアドバイスをもらうこともいいかもしれません。この時のポイントは、ご本人の前で質問するということです。ご本人のいないところで話すと、「自分のいないところで何を話をしたのだろう、きっと自分の前では話せないことに違いない」と思い、信頼関係を失うきっかけになってしまうかもしれません。

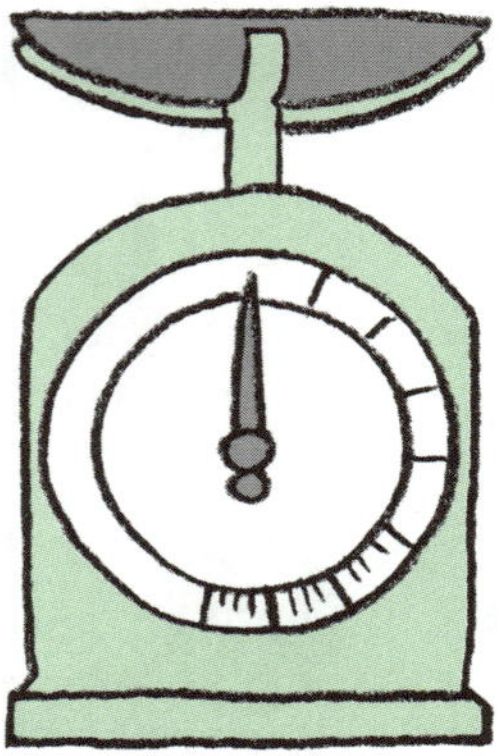

Q5 無気力で1日中寝ていたいと言う人は、うつ病ですか。

ケア

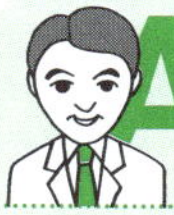

A まずは身体面の精査、診察を受けましょう。

洋先生

まずは、ご本人に体調不良がないかお話しをうかがい、できればかかりつけの内科の先生にご相談して、尿検査や血液検査などをしていただくことが大事です。なぜなら、貧血の状態でも、身体のだるさが生じるでしょうし、心臓の状態が悪い時でも1日寝ていたくなるでしょう。甲状腺ホルモンのバランスの乱れでも気力がでなくなることがあります。

身体の症状で精密検査をうけても異常がない、と言われた時にはうつ病の可能性も考える必要があります。ただし、高齢の方では実際に高血圧、糖尿病、慢性の呼吸器疾患、胃潰瘍などで長年治療をされている方も多く、そのためうつ病やうつ状態による身体症状と判断しにくいということもあります。

元気がない、活動的でなくなっているのをうつ病やうつ状態のためと安易に考えてしまうのも危険で、うつ病の治療中であっても活動性に変化が生じた時には身体面の精査、診察を考える必要があると思います。

Q6 うつ病や認知症が疑われた場合、何科を受診すればいいですか。

受診

A うつ病は心療内科、精神科を受診します。

洋先生

医療機関の診療科にはさまざまな名称があって、よくわからないというお話を時々うかがいます。

うつ病は心療内科、精神科に受診するとよいでしょう。間違いやすい診療科に神経内科、総合診療内科というものがあります。神経内科は、頭痛や脳梗塞の治療を専門としていることが多く、総合診療内科は、どちらの診療科に受診をしたらいいか迷ってしまう時に診断の道筋をつけるのを専門としていることが多いです。

どちらの診療科に受診していいかわかりにくいのが、もの忘れや認知症です。認知症は、各病院によって専門の医師が所属している診療科がまったく違っています。私のような町の小さな精神科・心療内科の診療所で認知症の診療をしているところもありますし、精神科・心療内科の先生方の中には認知症の診療はまったく行っていないというところもあります。大学病院の神経内科、脳神経外科で診療をしているところもあり、中には「もの忘れ外来」という専用の診療時間帯を設定している病院もあります。

また、心療内科や精神科は、ほとんどの医療機関が予約制になっています。初めて診療をさせていただく時には、いろいろお話しを聞いて病状を説明し、治療の相談をしますので、どうしても時間が必要になり、1日に1人か2人しか診察できず、そのため予約制にしている医療機関が多いのです。

また、入院治療を希望される場合には、精神科の専門病院に受診の相談をしてみてもいいと思います。精神科の専門病院には精神保健福祉士という専門の資格をもった方が受診の相談にのってくれます。

病院選びや総合的な相談については、お住まいの市区町村の保健所、保健福祉センターに聞いてみるのも1つの方法です。

Q7 病院に行きたがらない人には、どのように受診をすすめたらいいですか。

受診

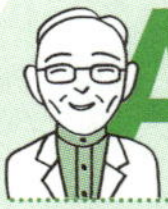

A かかりつけ医に相談してみましょう。

和夫先生

家族が本人の受診をすすめる場合、多くは認知症の初期の段階です。ひどいもの忘れがあって、大切な物を紛失することが連日おこり、日常生活でも失敗が多い状態です。周りの人から見ると、今までの本人とはあまりにも異なった状態にうつるでしょう。

しかし、本人はそれほどとは思っていないのです。家族は「少し変だから診てもらいましょう」「頭の検査を受けては」などと明らかに認知症を調べてもらう感じになってすすめることがよくありますが、これではご本人はますます嫌がります。

このような時には、もともと高血圧や糖尿病、あるいは腰痛などで通院している場合には、かかりつけ医に相談して、その医師からすすめてもらって、より詳しく診てもらうように専門医を紹介してもらうのもいい方法です。いずれにしてもポイントは、本人を説得するのではなく、納得してもらって受診することです。

それでも本人が拒否する場合には、配偶者などの受診について来てもらって、その時に一緒に診てもらうようにすすめるのも1つの方法です。病院で医師や看護師を前にするとかえって丁寧な態度をとって、スムーズに受診することもあります。

うつ病に関しては140ページの「**6**精神科を受診することへの抵抗感」をご参照ください。

Q8 診察費用はどのくらいかかりますか。

受診

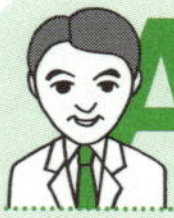

A 保険診療と自費診療によって異なります。

洋先生

診察には、保険診療と自費診療がありますが、大半の医療機関は、健康保険証を診察前に提示する保険診療です。通常、町の内科に風邪や腹痛で受診する時と同じです。それぞれの方がもっている保険証によって自己負担の割合が異なりますが、1割か3割の方が多いでしょう。お持ちになっている保険証でご確認ください。

精神科・心療内科では初めての診察の際の費用が3割の方でおよそ3000円ほど、2回目以降がおよそ1500円ほどかかります。この費用は医師の診察費ですので、心理検査、血液検査、心電図検査を行うと別に費用がかかります。そして、お薬代も別にかかります。

3割負担の方が、定期的に1か所の医療機関を受診し、医師が継続診療が必要という診断書を発行した場合に、自立支援医療（精神通院医療）という制度が利用できます。この制度は、数年に1度ずつ制度の見直しがあるので、利用を希望される場合は、お住まいの市区町村の保健所・保健福祉センターに問い合わせをしてみるとよいと思います。

一方、自費診療には心理カウンセリングなどがあります。自費診療では保険証を使うことができないため、10割（全額）負担となり、初回が1万円前後、2回目以降が7000円前後かかるところが多いです。カウンセリングは、カウンセリング終了後にカウンセラーが診察を振り返り、治療のアドバイスを他のカウンセラーに有料で受けることもあります。そのため、保険診療の医療機関より高額になる傾向があります。

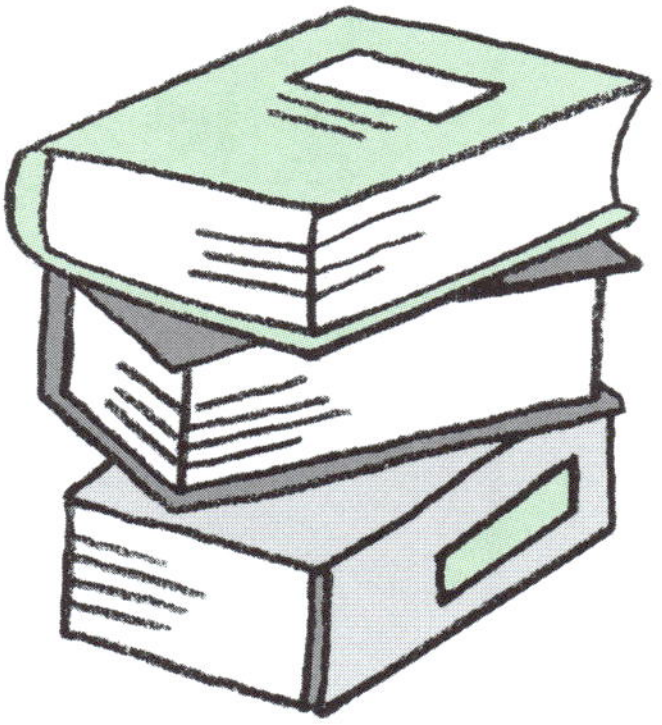

Q9 先生と気が合わない場合は、病院を変えてもいいのでしょうか。

転院

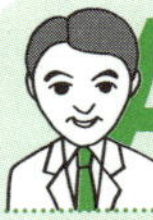

A 相性のよい医師との診察を続けることが大切です。

洋先生

精神科・心療内科の治療は、特に面接でのやり取りが重要になります。内科や外科の診察のように、血液検査やレントゲン検査、心電図、ＣＴやＭＲＩといったさまざまな検査から得られる情報がありません。ご本人やご家族からお話しいただけなければわからないことが大半だからです。

面接は積み重ねが重要ですから、何度も何度も通院先を変更するのは、避けたいところではありますが、相性のよい医師を探すための通院先の変更はやむをえないでしょう。病院を移りたいと言いにくいという話もよくうかがいますが、やはりきちんと申し出て診療情報提供書というものを準備してもらって移るとよいと思います。当日にすぐに準備することは緊急性がない限り難しいですので、「診療情報提供書を次回の診察の時にいただきたいので準備をお願いします」というのがスムーズです。診療情報提供書は、保険診療の範囲内のものですから3割負担の方で750円です［平成27年3月現在］。

「理由はなんと言ったらいいでしょうか？」と気にされる方もおられます。どの医療機関も診察日、休診日、診療時間というものが決まっていますから、現在通院中の医療機関または担当の医師が休診の日しか受診できなくなってしまった、と言うのもいいのではないでしょうか。

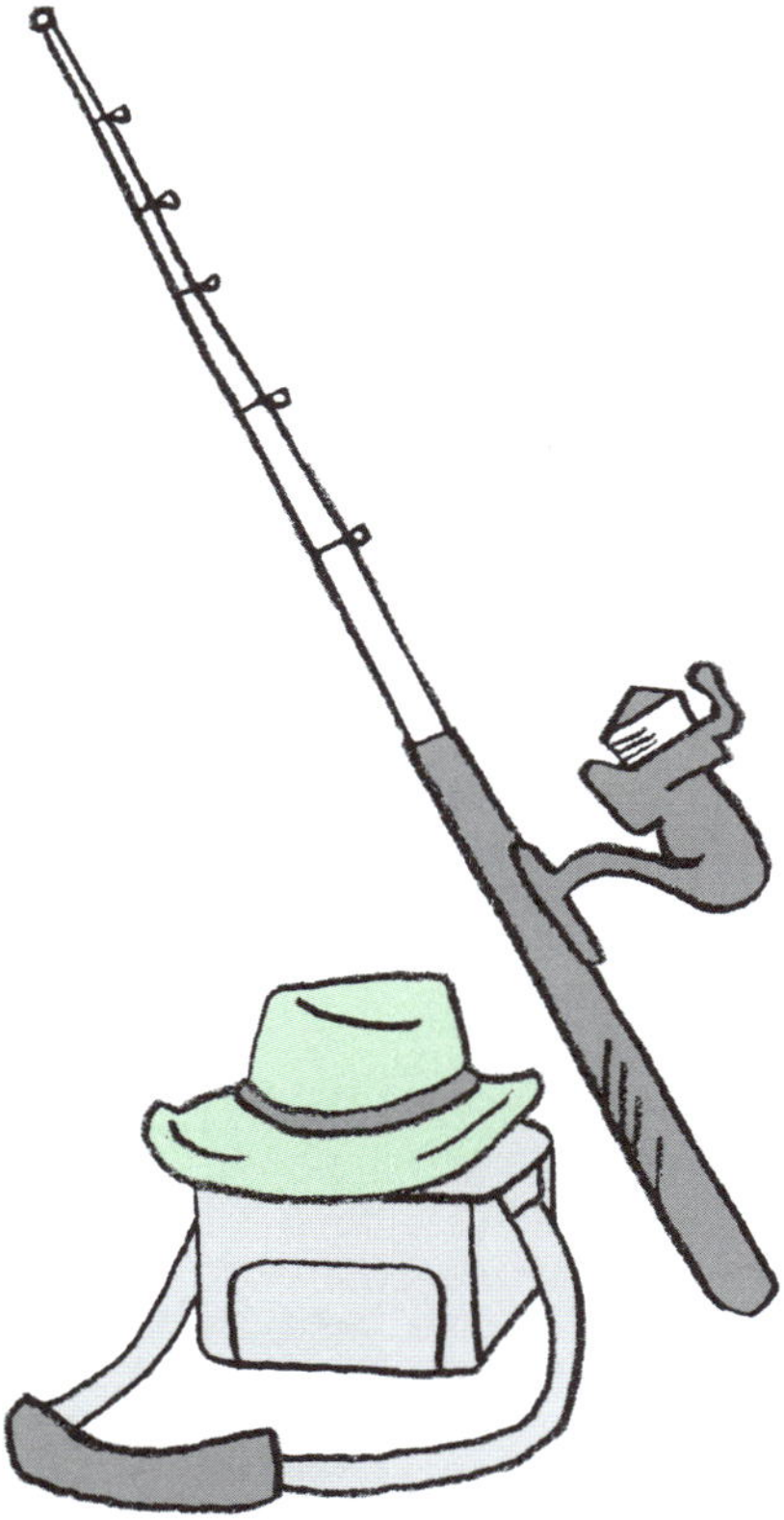

Q10 認知症の方でも評価スケールで高得点をとる人がいるのはなぜですか。

診断

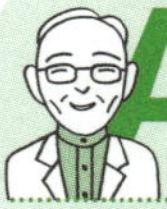

A 言語によるコミュニケーションは保持される場合も。

和夫先生

若い時から高いレベルの学習、つまり高学歴の人は高い認知機能を必要とする職につくことが多いのです。この場合、認知症になっても言語によるコミュニケーションは高く保持されるため、失見当等の行動障害があっても長谷川式認知症スケールの得点は上位を占めることになります。

このことは、英国のデヴィット・スノウドン博士らによるノートルダム教育修道女会で行っている「ナン・スタディ」で実証されています[1]。ナン（nun）とは修道女のことです。100才を超えても頭が冴えている修道女が多く、逝去された後の脳を解剖したところアルツハイマー病変が出現していても認知症を発病していなかったケースがあると報告しています。要するに、彼女たちが認知症にならなかったのは、生涯現役の修道女として働き、地域の小ー中学校の教師として派遣されるなど、充実した日常が最後まで保障されていたからだと考えられます。大切なのは暮らしの状態や環境にもあると思います。

[1]デヴィッド・スノウドン著、藤井留美訳『100歳の美しい脳―アルツハイマー病解明に手をさしのべた修道女たち』DHC、2004年

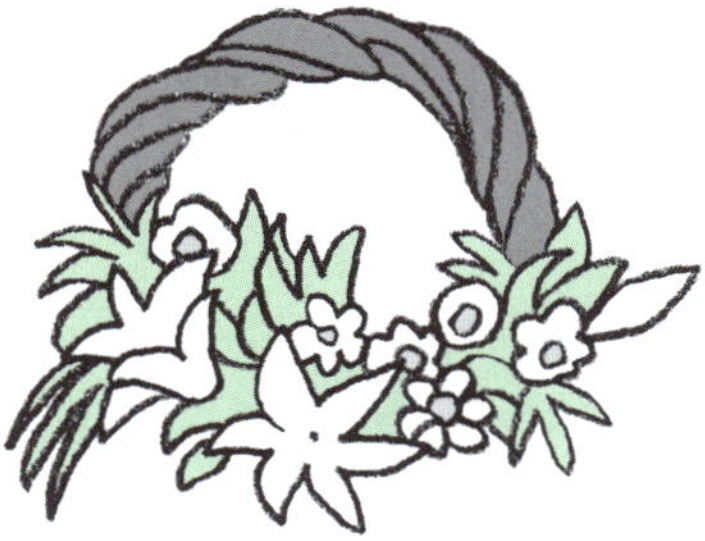

Q11 薬を8種類飲むようになってから日中うとうとしています。大丈夫ですか。

治療

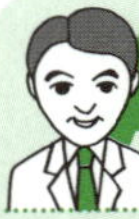

A まずは診察を受けた医療機関に問い合わせましょう。

洋先生

8種類のお薬がどれも必要不可欠なお薬か、それを確認する必要があります。特に最近はジェネリック医薬品というお薬が調剤されることも多く、同じ成分や同じ薬剤でも違った名前のこともあり、お薬を見ただけではわからないこともあるのです。それを防ぐためにも、調剤してもらった際に薬局でもらうお薬の説明書きを保管し、違う薬局に行った場合に必ず見せるようにしたり、お薬手帳という手帳を毎回持参して、薬局で記入してもらうようにするとよいでしょう。

私は精神科の医者ですが、「医者ならなんでもわかるはず」と、糖尿病や高血圧、腰やひざの痛みの相談もいただくことがあります。おそらく内科の診察の時にも眠れないという相談もされているかもしれません。相談されると治療を開始したくなるというのも医者の気持ちとしてはありますので、結果として重複の診療になってしまう危険性が高くなるように思います。

こちらの相談のような眠気が生じるお薬としては、ベンゾジアゼピン系といわれる不安を和らげるお薬や、抗ヒスタミン作用といわれる成分が入っている風邪薬、花粉などのアレルギーを抑えるお薬がよく知られています。日中の眠気に関しては、まずは診察を受けた医療機関に問い合わせをするのが第1と思います。そしてお薬との関係の可能性が低いということであれば、ご質問のように認知症やうつ病の鑑別のために医療機関を受診することが必要となると考えます。

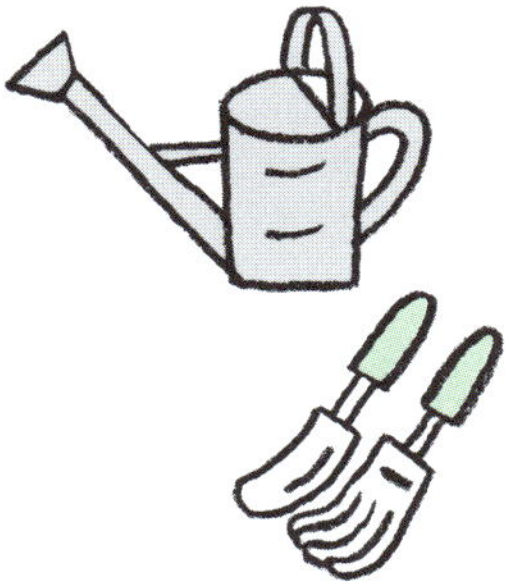

Q12 認知症やうつ病と似た症状が出る薬があると聞きました。どんな薬ですか。

治療

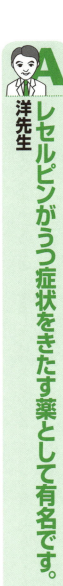

A レセルピンがうつ症状をきたす薬として有名です。

洋先生

血圧をさげるお薬であるレセルピンがうつ症状をきたすお薬として有名です。このお薬を使用している患者さんにうつ症状が多くみられ、その作用の研究が行われました。その結果、レセルピンは脳の神経細胞の神経伝達物質を低下させる作用があることがわかり、その後の治療剤の開発につながったのです。また肝炎の治療に使われるインターフェロン、さまざまな身体疾患の治療で用いられるステロイドによってもうつ症状が生じることがあります。

認知症と似た健忘を生じやすいお薬では、抗コリン剤が有名です。主にパーキンソン病の治療に用いられますが、抗精神病薬の副作用止めとしても用いられます。また、不眠症や不安症状に用いられるベンゾジアゼピン系薬剤も集中力の低下から健忘症状が生じることがあります。

お薬の影響を疑った場合でも、急に中止すると「離脱症状」といってさまざまな身体の症状が出てしまうこともありますので、自己判断で中止することはやめて、お薬をもらっている医療機関にまずはご相談していただきたいと思います。

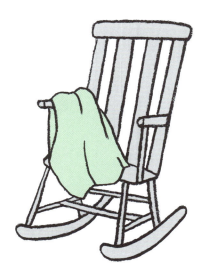

Q13 精神科の入院治療について教えてください。

治療

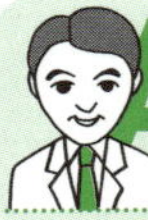

A 精神科での入院の目的には、いくつかあります。

洋先生

精神科での入院の目的には、いくつかあります。1つ目は、非常に混乱していて日常生活に絶えず見守りや助けが必要な時。2つ目は外来での薬物療法の効果が乏しい、もしくは外来では副作用が出てしまい慎重にお薬を使う必要があり、入院して薬物調整を行うため。3つ目は、生活のリズムの乱れ、起床時間、食事時間、就寝時間を入院して規則的にするため。4つ目は、日常生活の気がかりなことや心配事から距離をとる、人間関係であればお互いに冷静になる時間をもつために入院をする。このような理由が思い浮かびます。

入院治療を行うためには、具体的にどうしたらよいでしょうか。

1つ目の理由である日常生活に支障が生じていて救急の状態であれば、平日の日中であれば通院先の医療機関、またはお住まいの地域の精神保健福祉センターが相談にのってくれます。詳しくはお住まいの市区町村の保健所・保健福祉センターに電話してみてください。

2つ目以降の理由であれば、当日すぐにという緊急性がなければ、まずは通院中の医療機関での相談をおすすめします。診察時間は限られていますので、もし可能であれば受診の数日前までにあらかじめ電話で通院先の医師もしくは看護師、精神保健福祉士といったスタッフに状況を伝えて「診療情報提供書」を準備しておいてもらうとよいと思います。

精神科・心療内科の入院の場合、運よく当日に入院できることもありますが、大半の病院は入院予約という形で2週間前後待たなければならないことが多いです。ただし、外来治療と同じで入院治療も相性はありますから、入院治療を考えた時には、まずは外来治療をその病院で受けてみるのもよい方法に思います。

Q14 うつ病に対する電気けいれん療法について教えてください。

治療

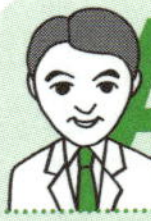

A 薬の効果が出ない時などに行われる治療法です。

洋先生

電気けいれん療法とは、薬物療法が一般化されるまで、戦後の精神科の病院で広く行われていた治療法ですが、１９８０年代からは大学病院や総合病院を中心に修正型電気けいれん療法が行われるようになっています。

この治療法は、手術室で麻酔科の医師により全身麻酔をした状態で、頭部のこめかみに5秒間ほど電気刺激を与える治療法です。全身麻酔で行うため、入院治療で行う治療法です。ご本人にとっては、他の身体の手術を全身麻酔で行った時に何も記憶がないのと同じで、まったく痛みは感じません。この治療を週に1回から3回、3週間前後行うことが多いです。

うつ病の方で、お薬の効果が出ない、または副作用でお薬を十分な量を使うことができないという時や、自殺したいという気持ちが強く早急に病状を改善する必要がある時、うつ病のため食事がとれない状態が続き身体状態が悪化してきている時などにすすめられる治療法です。

副作用としては、全身麻酔で行うため、他の身体の手術と同様に麻酔へのアレルギー反応が生じるおそれがあります。また、頭痛やもの忘れが一時的に生じることがあります。

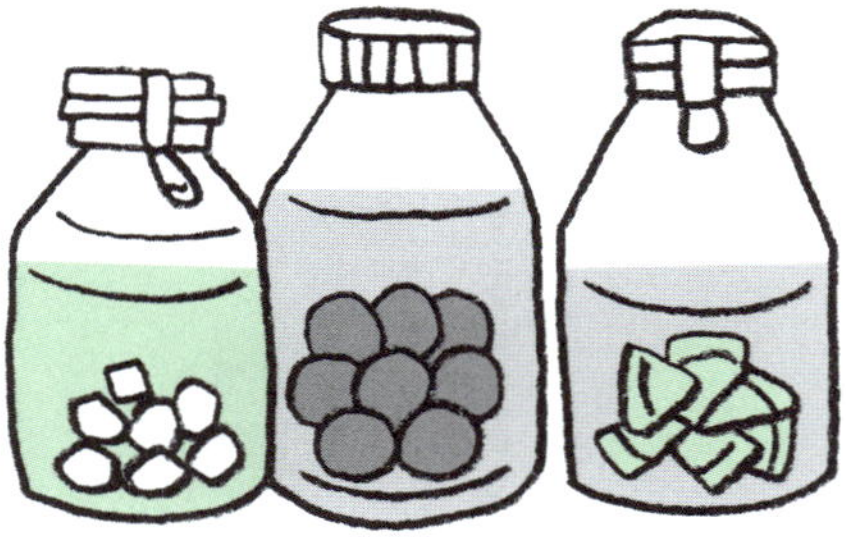

Q15 「死にたい」と口にする人には、どのように対応したらいいですか。

自殺予防

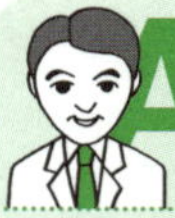

A まずは気持ちを受け止めることが大切です。

洋先生

死にたいという思い、自殺したいという思いを打ち明けられた時、少なからず動揺してしまい、「そんなこと言わないで」「なに言ってるんですか、しっかりしましょう」などと話題をそらしてしまいたくなります。しかし、そのような気持ちを打ち明けたのは、あなただから打ち明けてくれたという重要な事実をまずは受け止めなくてはいけません。私に打ち明けてくれてありがとう、という姿勢が大切です。

死にたいという気持ちをもっている時は、生きたいという気持ちも同時に存在していて、「死にたい」と「生きたい」の2つの気持ちで揺れ動いているのです。時間の許す限り、ご本人の気持ちをうかがいながら、生きていてほしいというこちらの気持ちを伝え、死なないことを約束してもらうことが大事です。「死にたいくらいつらいのはわかりました。でも、死んでほしくない。何とか死ぬ決断はしないでください。約束してもらえませんか」というような言葉をかけるといいと思います。

自殺は経済的問題や家庭内の問題、社会とのつながりの減少がきっかけで、精神的に追い込まれた結果の選択であることが多いのです。また、自殺を口にする方の中には、本書でとりあげたうつ病の状態である方が多くみられます。もし受診していない方なら、まずは精神科の専門医の診察を開始することが重要です。

死にたい気持ちを打ち明けられた時に、「他の方には言わないでください」と言われてしまった時にはどうしたらいいでしょうか。その時は、まずは「他の方に知られたくない」という気持ちに共感して、「誰にも知られたくないのですね」と返答するとよいでしょう。そして、知られたくない理由をうかがいます。そのうえで、その方の案ずるようなことや悪い状況にならないことを約束し、「私1人でなく、みんなで支えていきたい」と言うのがよいでしょう。

生死にかかわるような重要なことは、1人でかかえないことがとても重要です。施設などの場合、万が一「死にたい」と言ってきた入居中の方が自殺してしまった時には、打ち明けられた方は非常に責任を感じ、とても大きな負担になってしまうことにもなります。ですから、あらかじめ職員の間の約束事として、死にたいという相談を受けた場合には、介護チームのリーダーに、報告を必ずすることを周知しておくことがよいと思います。

Q16 自殺を考える人には、事前に徴候がありますか。

自殺予防

A うつ病などの症状がみられます。

洋先生

自殺をする人はうつ病を発症していることが多いといわれ、うつ病の早期発見、早期治療が自殺対策としてすすめられています。第2章でもふれましたが、うつ病といってもさまざまな身体の症状が出ている方が多くみられます。不眠、特に朝早く起きてしまう早朝覚醒には注意が必要です。また、中には自暴自棄な行動がみられる方もおられます。たとえば、今まで受けていた身体の病気の治療を中断してしまったり、仕事をされている方では突然、無断欠勤してしまうというような行動にも注意が必要です。

自殺の原因は、うつ病など精神の病気の影響、経済的な問題、親しい方が亡くなるといった対人関係のストレス、このようなさまざまな問題が複数からみあって、孤立感や孤独感を感じてしまい、自殺に至るといわれています。後から思えば……ということも多く、なかなか徴候がわからないこともあります。

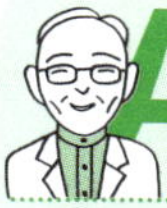

A 死にたいと口にしたり、身辺整理をすることも。

和夫先生

自殺をする人は、おそらく〝死にたい〟という気持ちと〝生きていきたい〟という気持ち、相反する心理をもっているといわれています。友人や家族にこんなつらいことから解放されるために死んでしまいたいと言った場合、同時に生きていたいという気持ちを表現しているのだと思います。これは見逃せない徴候ですから、真剣に返事することです。

心理状態として〝うつ〟が多いと思います。いたずらに励ますのは避けて話を聴くことです。そして精神科医や心療内科医の診察をすすめましょう。是非、一緒に連れていくことです。

よく身辺整理をするのが徴候の1つといわれています。たとえば「これは私の死んだ母の形見で大切にしていたものですが、あなたに差し上げます」と言って指輪などを渡そうとします。あるいは急にあらたまった口調で、「君にはずいぶんお世話になったなぁ」と真面目な口調で言うこともあるかもしれません。

ご本人のおかれた環境や状況が厳しい状態にある時も要注意です。不治の病の宣告や経済状況の破綻、頼りにしていた配偶者や親族との死別なども考慮に入れて対応することが求められます。

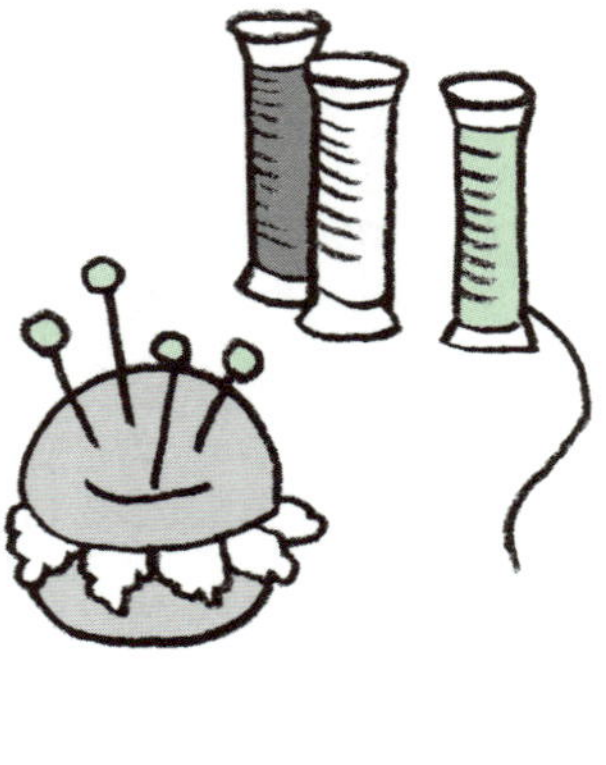

Q17 介護によるストレスを防ぐには、どうすればいいですか。

ストレス

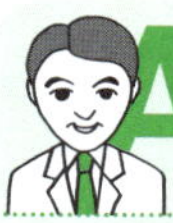

A 介護者が、ゆとりをもって、健康であること。

洋先生

ご家族で介護をされている場合、いかに介護サービスを利用するかが最大のストレス予防になると考えています。プロにできることはプロにまかせましょう。たとえば、トイレの介助や着替え、食事のサポートは、プロにお任せしてもいいのではないでしょうか。そして、ご家族でないとできない関わり方、たとえば一緒に好物のあんみつを買ってきて食べるとか、昔のアルバムや写真を見返すといった関わりはプロにはできません。1人で頑張らず、悩み事や心配事を共有できる家族、友人、ケアマネジャー、医師、看護師をもつことも大事です。このことは、介護専門職の方にもいえることだと思います。

そして介護者の方がゆとりをもっていること、健康であることです。ご本人がデイサービスやショートステイに行っている時は、できるだけ介護のこと、やらなければいけないことを休みましょう。何もしたくないなら何もしない休み方もあるでしょう、映画館で映画を観たり、外食をするのもよい休みのとり方かもしれません。何もしないことで休養がとれることもあるでしょうし、何か好きなことをすることで休養がとれることもあるでしょう。その時の気分で無理のない範囲で、休むこともストレス予防になると思います。

また、認知症の病状で怒りやすくなることがあります。そのような時は、どなたが対応しても難しい場合があります。デイサービスやヘルパーさんの対応をそっと後ろから見てみてください。プロが何人も関わっても、なかなかうまくいかないことがわかっていただけるのではないかと思います。「まあ、いつもいつも上手くはいかないなー」と思っておく、100%の介護を目指さないのもストレス予防になるのではないでしょうか。

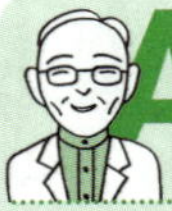

A 「認知症の人と家族の会」への参加をおすすめします。

和夫先生

認知症のご本人は、ゆっくりと対応して常に自分と同じ目線になって、逆らわないでイライラさせないように寄り添ってほしいと考えています。ところが介護者はなるべく効率的に限られた時間内に介護をすませたい。ことに家族の場合は家事もしなければならないし、子どもや友人との約束も果たしたいなど自分自身の自由な時間や生活時間が欲しくなります。このような両者の相反する思いは介護の期間が長くなるほど強いストレスになってきます。

また、介護を受ける人と介護をする人が互いに話し合いがもてる場合は、ストレスがあってもそれを軽くする糸口があります。しかし、認知症の人の場合には自分の考えや思いを正しく伝えることが難しく、ことに説明されたり、注意されてもすぐに忘れてしまいます。これらの状況がストレスを増幅させるのです。

具体的には、以下のことを心がけましょう。

1●家族介護者の場合、身内で交代したり、デイサービスやショートステイなどの介護保険サービスを利用してみましょう。

2●自分1人で抱え込まないことです。1人の方を長期間にわたってケアすること自体が問題です。悩み事や心配事、困ったことなどを相談できる家族や友人をもっていることです。

介護専門職の方でも1人で抱え込まないで複数で連携して対応することが大切です。

3●介護者自身が健康であることです。栄養のバランスのとれた食事、疲れをためないように十分な睡眠、適切な休息等に配慮しましょう。

4●明るい前向きなライフスタイルを心がけること。小さなよいことがあったら大きく喜びましょう。笑ってください。強く、そして雄々しく生きていくことを心がけましょう。

5●短い時間でも、週に1度あるいは1か月に1度でもいいから楽しい趣味、没頭できる何かをみつけることです。一緒に行える家族や友人がいればさらにいいと思います。

6●日本全国に支部をもつ「認知症の人と家族の会」に参加してみることをおすすめします。同じ立場の人との交流ができ、励ましになると思います。

公益社団法人　認知症の人と家族の会

URL:http://www.alzheimer.or.jp/NPO

Q18 認知症やうつ病は遺伝しますか。

遺伝

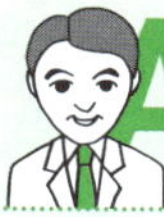

A 洋先生 必ず次の世代に遺伝するものではありません。

うつ病に関して遺伝するかどうかというと、必ず次の世代の方に病気が生じるという遺伝病ではありません。ただ、うつ病になりやすい体質というのはある程度ひきつがれるのではないかと考えられています。なりやすいといっても、実際のストレスや対人関係も含めた生活環境によって大きく変わると思われます。

認知症の中でも30歳代で発病する認知症の場合、遺伝性がいわれておりますが、多くの認知症は遺伝しません。認知症の1番の危険因子は長生きです。このところ、認知症の患者さんが増加しているのは、長生きできているのが大きな要因です。

認知症やうつ病は、むしろ遺伝ではなく、どなたでもかかる可能性のある病気と考えるのがよいでしょう。どの病気にもいえることですが、早期発見と早期治療が重要です。そのためにも、認知症やうつ病について正しい知識と理解をしておくことが重要です。

Q19 認知症やうつ病になっても、自動車運転を続けていいですか。

運転

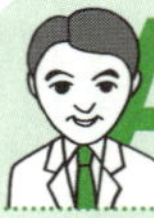

A 自動車運転はやめたほうがいいです。

洋先生

65歳以上の運転免許保有者は平成18年には1039万人を超えています。もの忘れやうつ症状がなくても、年をとると運動能力、動体視力、認知判断能力の低下がみられ、自動車事故をおこしやすいといわれています。

運転免許保有者と認知症の有病率から日本における認知症患者の運転免許保有者は、30万人近いといわれています。認知症になると、年をとって低下する能力に加え、記憶力や注意力などの低下もおこるので、自動車事故の危険は高まります。日本老年精神医学会で行った認知症と診断された方の自動車運転の調査では、7329人中、運転を継続していた方が832人(11%)で、発病後に事故をおこしていた方が134人(16%)であったという結果で、高率に事故をおこしています[2]。よって、認知症になったら運転をしないということが結論になります。

ただ、ご本人が運転を希望している場合が難しいところです。都市部では、駐車場代や維持費に比べたらタクシーのほうが安上がりだと提案してみることもできますが、農村部や山間部では、暮らしに直結します。車の運転をやめることは、社会的孤立や生活が成り立たなくなるという事態になります。車の運転をしなくても生活が成り立つような助成制度が必要に思います。

うつ症状がある時も、やはり集中力の低下が強く、自動車運転はやめるべきです。しかし、病状が回復した後には社会復帰の手段として自動車運転をする必要がある方も多いのではないでしょうか。ところが、日本においては、治療に使っている薬剤の大半は自動車運転などの危険な機械作業に従事させないこととなっています。このことから早く治療を終わらせなければと焦ってしまい、病状が再発してしまう方もおられます。海外では、このような規制になっていない薬剤が日本ではこのような扱いになっている現実を考え、薬剤と自動車運転については見直しをする必要があるのではないかと感じています。

[2] 池田学『こころを支える』5(2)、2010年、p18-p20

Q20 テレビで認知症の人の姿を観ると、感動する半面、不安も覚えます。

生活支援

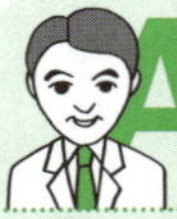

A 洋先生 「早期発見」から「早期絶望」にならないように。

ここ数年、認知症への関心が高まり、テレビでもたびたび特集番組が組まれるようになりました。多くの番組で、介護の大変さや病状が進行していく様子が報道されています。確かに認知症の介護は大変なことも多いのですが、支える介護職の人数を増やし、介護している家族を支えるシステムが充実すれば、ご本人がもっと穏やかに楽しく過ごし、前向きに生きている姿にふれることができると思います。

私の診療所に通院されているアルツハイマー型認知症のIさんは、83歳の女性です。Iさんはもう7年通院されています。妹さんと2人暮らしで、週に3日デイサービスに通所されていて、デイサービスは楽しいとニコニコと早口で話してくれます。診察のたび、「いやー、いい男だねー」と笑いながら話され、同席している妹さんが「先生に失礼よ!」とたしなめると、「あー、失礼、失礼!」とニコニコとされ、しばらくすると再び「いやー、いい男だねー」と繰り返し話されます。もともとのお仕事が銀座のデパートの婦人服売り場に勤めておられたので、とてもほめ上手です。繰り返しの訴えも笑顔が絶えず、妹さんもニコニコと笑って見守るといった様子で、とても穏やかに生活をされています。先日も待合室で40代の女性の患者さんと談笑されていました。その患者さんからは、「私もあんな風に年をとりたい」とうかがい、私はとても嬉しく思いました。

認知症の「早期発見」、「早期治療」といわれていますが、「早期発見」から「早期絶望」に変わってしまわないように、認知症になったから何もできなくなってしまうわけでも、その方の個性がまったくなくなってしまうわけでもないことを、私たち支援をする側がまず忘れないことが大事だと感じています。

がんや病気の告知でもいえることでしょうが、医師の側が告知で生じるであろう患者さん、ご家族の想いを想像できていないまま〝告知しっぱなし〟という状況になってしまうこともあるように思います。病状を伝える際には、患者さんの動揺を想定して、普段の診察より時間をかけて面談をしたり、次回の診察の間隔を開けずにこまめに診察をしていくという配慮も必要なことではないかと思っています。

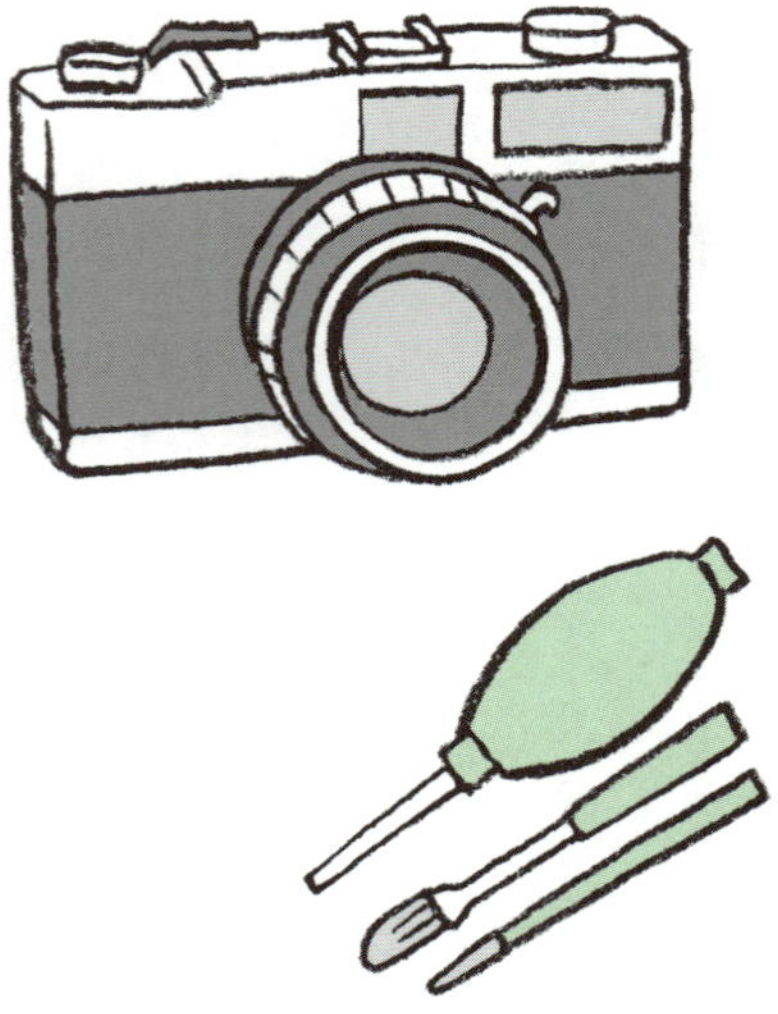

Q21 認知症の人の支援や町づくりにおいて、私にもできることはありますか。

町づくり

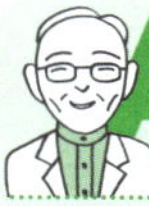

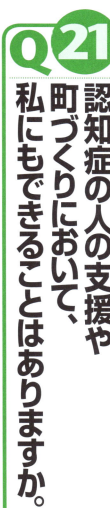

A 町づくりの主役は皆さんです！

和夫先生

町づくりの第一歩は皆さんが認知症を知ることです。

厚生労働省では、認知症のことを理解して、ご本人を支える人を「認知症サポーター」として１００万人養成することを平成17年に着手しました。家庭の主婦、民生委員、商店、スーパー、コンビニなどの店員、電車、バス、タクシーなどの職員、銀行や郵便局の職員、学校の教員など、町のすべての人が対象です。認知症サポーターは全国で５８０万人に達しました［平成26年12月末現在 http://www.caravanmate.com/］。

また、地域の中にあるかかりつけ医、病院などの医療機関、デイサービス、宅老所、グループホーム、特別養護老人ホーム、そして地域包括支援センターなどの地域資源の地図をつくり、戸別に配布するマップをつくることも、地域づくりの方策でしょう。

２００４年から行われている「『認知症でもだいじょうぶ』町づくりキャンペーン」〔http://www.dcnet.gr.jp/campaign/〕では、主要な取り組みの１つとして、毎年、認知症の人とともに暮らす町づくりの活動を募集して全国に紹介しています。私も報告された町づくりの活動を拝見して、市民の方たちが私たち専門職や行政よりも、ひと足先を歩いているように思いました。超高齢化時代の現在、認知症の方を支えていく町づくりは必然的な流れであり、実は認知症対策のファイナルゴールだと考えます。そしてこの市民活動は継続していくことと、一部の地域だけに限定されず全国にわたって拡がることが重要です。

日本は長寿国のトップランナーであり、今後、モデルのない挑戦がつづきます。認知症の対策について、ことにアジアの諸国から注目を集めています。財政状況の厳しい昨今、町づくりキャンペーンにも多くの課題が山積しています。しかし、認知症になっても高齢者が尊厳をもって住み慣れた町で暮らしていくことができれば、これは新しい文化を創ることになると考えています。そしてこの「町づくり」がこれからの長寿社会のモデルとなり、国際社会に日本から誇りをもって発信することができればと思います。

索引

た

な

は

ま

や

ら

欧文

あとがき

本書は、地域のかかりつけ医として診療を行っている精神科医の親子が、高齢期に多くみられる認知症とうつ病について紹介したものです。

長谷川和夫はもの忘れ外来を担当し、長谷川洋はうつ病、うつ状態を含めた一般精神科、心療内科の患者さんを担当しています。診療室は2室ありますので、必要に応じて2室平行して診療が可能です。

精神科、心療内科の受診をためらう方が多い一方、診療所には高校生が1人で来院されることもあります。診療は高校生から100歳の方まで来院されていますが、高齢者の介護の問題はどの世代の方とでも話題にならない日はありません。

精神の病気は高熱がでた時のように数日間がヤマという短期決戦ではなく、数カ月、数年、十数年といった長期戦となることもあります。

病気が長期にわたると今まで普通に行ってきた生活ができなくなります。介護する家族もストレスがたまって負担になってきます。時には思わぬ転倒事故や身体病がおこってきたりします。本当に大変なことだと想って、どうか次に来訪されるまで何事もないようにと祈るような気持ちになります。

そのような時に患者さん、そして介護するご家族を、介護のプロの方々が適切に関わってくださり、再び患者さんとそのご家族が安定した生活を取り戻せたという方々をたくさん思い返すことができます。

本書が病気と闘う患者さん、介護されるご家族、そして私たち医師にとって最大の援軍である介護の専門家の方々にとってお役に立てたら、とてもうれしく思います。

私たちは今後も患者さんや介護する家族に向き合って、適切な診療ができるように努力してまいります。本書が形になるまでの間には中央法規出版の寺田真理子さんには大変お世話になりました。寺田さんの適切な助言や励ましに心から感謝いたします。

2015年7月

長谷川和夫・長谷川洋

著者紹介・執筆分担

長谷川和夫●第1章・第4章
［はせがわ・かずお］

認知症介護研究・研修東京センター名誉センター長、聖マリアンナ医科大学名誉教授
1929年愛知県に生まれる。

1953年東京慈恵会医科大学卒業、1969年同大学助教授。

1973年聖マリアンナ医科大学教授、同学長、同理事長、同名誉教授。

1974年に長谷川式簡易知能評価スケールを開発。

1986年には日本老年精神医学会を創設し、1989年に国際老年精神医学会を主催。

2001年認知症介護研究研修・東京センター長に就任してからは、パーソンセンタードケアの普及、教育に尽力。

また、「痴呆」から「認知症」への名称変更の立役者でもある。

2005年瑞宝中綬章を受章。精神保健指定医、日本老年社会科学会理事、日本老年精神医学会名誉会員。

著書に『認知症の知りたいことガイドブック』『認知症ケアの心』［ともに中央法規出版］などの多数。

長谷川洋●第2章・第3章・第4章
［はせがわ・ひろし］
長谷川診療所院長
1970年東京都に生まれる。
1995年聖マリアンナ医科大学卒業、同大学神経精神科入局。
2003年より同大学東横病院精神科主任医長として勤務。
2005年12月に同院精神科が閉科となり、2006年1月より長谷川診療所を開院。
精神保健指定医、日本老年精神医学会専門医、日本精神神経学会専門医。
2000年日本生物学的精神医学会国際学会発表奨励賞を受賞。
現在、川崎市精神科医会理事、川崎精神病理研究会世話人、川崎気分障害研究会世話人、神奈川県精神神経科診療所協会副会長。

よくわかる高齢者の認知症とうつ病
正しい理解と適切なケア

2015年8月1日 初版発行
2020年8月31日 初版第5刷発行

著者●長谷川和夫・長谷川洋

発行者●荘村明彦
発行所●中央法規出版株式会社
〒110-0016 東京都台東区台東3-29-1 中央法規ビル
営業●TEL03-3834-5817 FAX03-3837-8037
取次・書店担当●TEL03-3834-5815 FAX03-3837-8035
https://www.chuohoki.co.jp/

装幀●日下充典
本文デザイン●KUSAKAHOUSE
本文イラストレーション●小峯聡子
印刷・製本●図書印刷株式会社

ISBN978-4-8058-5243-9
定価はカバーに表示してあります。落丁本・乱丁本はお取替えいたします。

本書の内容に関するご質問については、
左記URLから「お問い合わせフォーム」にご入力いただきますようお願いいたします。
https://www.chuohoki.co.jp/contact/

関係図書のご案内

認知症カフェ読本
知りたいことがわかるQ&Aと実践事例

矢吹知之●著

B5判●204頁●定価 本体2000円［税別］

認知症カフェの目的、会場選びのポイント、地域への働きかけ、スタッフの研修、プログラムの工夫など、認知症カフェを開催・継続するための方法をQ&Aで紹介。オランダ、イギリス、日本の11の実践事例も収録。この1冊で、認知症カフェについて、今、知りたいことがわかる。

地域を変える 認知症カフェ企画・運営マニュアル
おさえておきたい原則と継続のポイント

矢吹知之、ベレ・ミーセン●編著

B5判●206頁●定価 本体2200円［税別］

「継続」をテーマにまとめた認知症カフェの企画・運営マニュアル。認知症カフェの目的、役割、地域での存在意義を整理し、自然に人が集まる場づくりの原則を解説する。認知症カフェの運営上の課題を解決するQ&Aも掲載。認知症カフェ運営者の「拠りどころ」となる1冊。

よくわかる！ 行動分析による認知症ケア

野口代、山中克夫●著

B5判●160頁●定価 本体2200円［税別］

認知症の行動・心理症状（BPSD）は一時的なケアではなかなか治まらない。本書は、認知症の人が症状を繰り返す原因を分析し、改善する方法を解説するマニュアル本。行動分析の基礎知識をはじめ、情報収集とケアの実際を6つの症状別に示した。医療・看護・介護職必携。

認知症の人の歴史を学びませんか

宮崎和加子●著 **田邊順一**●写真・文

B5変●286頁●定価 本体2000円［税別］

制度・ケアの変遷に加え、関係者への取材・数々の写真とともに、認知症の人がどう扱われてきたのかを振り返る。これからの認知症ケアを考える上でも欠かせない1冊。